ТЕТЯНА МАРТІН

РЕКОМЕНДАЦІЇ
З САМООЗДОРОВЛЕННЯ

Досвід роботи центру з самооздоровлення
у місті Х'юстон, Сполучені Штати Америки

Друге видання
доповнене глосарієм

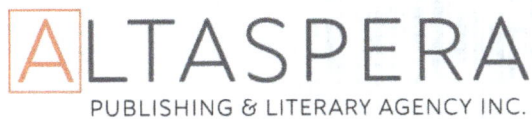

ALTASPERA
PUBLISHING & LITERARY AGENCY INC.

Published in Canada
by Altaspera Publishing & Literary Agency Inc.

Тетяна Мартін народилася і більшу частину життя прожила в Україні. В даний час живе в Техасі, місто Х'юстон. За освітою інженер, має ступінь кандидата технічних наук, працювала у кількох нафтогазових компаніях, викладала фізику та математику у Х'юстонському університеті. Крім того, автор практикується у галузі перекладів. Написала та видала кілька глосаріїв з медичної, юридичної та нафтогазової термінології російською, українською та англійською мовами. В даний час має власну консалтингову компанію: «Центр із Самовідновлення Здоров'я». У цій книзі до уваги читача представлені результати роботи цього центру. У Центрі Самовідновлення Здоров'я застосовуються альтернативні методи оздоровлення, що враховують особливість організму самовідновлюватися на основі використання своїх потенційних можливостей при отриманні необхідної для цього коригуючої програми, програми керуючої біохімічними процесами в організмі людини. Наш організм – це унікальна система з можливостями самостійно знаходити причину нездужання та усувати її! Книга буде корисна людям, які цікавляться альтернативними методами лікування і бажають знати, що є наш організм і як він працює.

9 781447 540182

РЕКОМЕНДАЦІЇ
З САМООЗДОРОВЛЕННЯ

Досвід роботи центру з самооздоровлення
у місті Х'юстон, Сполучені Штати Америки

Секція 1.
Вступ

Найбільше багатство у житті людини – це його здоров'я! І подивіться, як ми до нього ставимося. Про це можуть свідчити кількість збудованих лікарень та не просто лікарень, а цілих комплексів. Люди постійно лікуються, п'ють жменями різні лікарські препарати і не стають здоровими. Кількість хворих невпинно зростає. Чим більше ми лікуємось, тим більше ми хворіємо! Постійне застосування хімічних препаратів призводить до втрати органами здатності їх синтезувати. Незасвоюваність, а не дефіцит, є результатом нестачі в організмі мікро та макро елементів. Нерідко надмірне вживання біодобавок, ферментів, вітамінів і мікро – макро елементів призводить в майбутньому до більш складного порушення цілісності організму і до подальших генетичних порушень, незважаючи на те, що початковий терапевтичний ефект був позитивним. Дисбактеріоз – результат безконтрольного застосування антибіотиків та дезрозчинів (у тому числі іонів срібла).

Люди навчилися будувати літаки та пароплави, користуються комп'ютерами та іншими електронними приладами, літають у космос, а що відбувається у власному організмі

– дрімучий ліс. І від цього незнання повністю довіряють своє здоров'я лікарям. А медицина в наш час дуже диференційована, це по-перше, а по-друге, людський організм настільки складний, що досі ще самій медицині дуже багато незрозуміло в його роботі. З цього випливає, що людський організм найскладніший вид матерії, існуючий на нашій планеті. Очевидне, фізичне тіло – це лише верхівка айсберга. Помилка медицини у тому, що вона лікує симптоми, а не причини.

Мене часто запитують, чим унікальна методика вирішення проблем зі здоров'ям, що практикується в нашому центрі. Якщо відповісти двома словами, ця методика унікальна тим, що вона дає можливість організму самому знайти причину нездужання і усунути її. Пропонований метод – це щось нове в процесі оздоровлення та лікування, і як все нове що виходить за рамки звичного сприйняття, викликає недовіру та багато питань. Тому ми, у цій брошурі, постараємося більш докладно роз'яснити механізм роботи цього методу, розглянемо деякі теоретичні питання, що стосуються роботи організму як біологічної системи та на завершення дамо практичні рекомендації щодо використання методу, що розглядається. Хочу відразу ж попередити, що цей метод заснований на суто наукових дослідженнях у галузі фізики, хімії та біології.

Як ми вже сказали вище, людина – це найскладніший вид матерії. Людський організм складається з енергетичної та клітинної форм матерії плюс індивідуальну свідомість. Зрозуміло, що для нормального функціонування всієї цієї системи потрібно багаторівневе інформаційно – програмне забезпечення, назвемо його програмою життєдіяльності. Це властиво всім живим організмам, але на відміну від тваринного світу, в людини існує ще й програма індивідуальної свідомості. Ось чому порушення програми життєдіяльності людини в чомусь подібна до порушень програм життєдіяльності тваринного та рослинного світу, проте має більш розширений спектр цих порушень.

Секція 2.
Роль інформації у виникненні
матеріального світу

Найважче для матеріальної людини – це уявити СВІТ нематеріальної інформації, простір, якого немає у фізичному розумінні. Світ нематеріальної інформації та інформаційних програм можна розглядати як щось, що містить інформацію, що визначає фізико-хімічні властивості у матеріальному світі. Іншими словами, це банк інформації, створений розумом «ТВОРЦЯ». Під визначенням «Творець» ми можемо розуміти розумну, самоусвідомлюючу інформаційну систему з функцією творення та управління процесами у спеціально створеній матерії простору. Весь розвиток матерії проводиться за заздалегідь розробленою програмою, проте їй властиво внутрішньовидове самокоригування в допустимих межах. Це ми називаємо Еволюцією. На жаль ми, люди, звикли довіряти лише нашим органам почуттів (побачити, почути, помацати...) та мислити кінцевими та вагомими категоріями. Ймовірно, тому ми не можемо уявити СВІТ нематеріальної інформації. Але на жаль, наші органи чуття працюють у певному діапазоні і дуже недосконалі; тому всупереч нашим чуттєвим уявленням доводиться визнати верховенство нематеріальної інформації (програми) у технології створення матеріального світу. Виявіть розсудливість і поставте собі запитання: як без програми та мети все у Всесвіті, в тому числі і на Землі, в тому числі і людина створювалася? Уявіть собі на хвилинку, що вам треба сконструювати найпростіше, наприклад, стілець. Для цього вам необхідно спочатку зробити креслення, визначити розміри, підібрати матеріал і так далі, а потім отримати готовий виріб. А тут такий складний виріб, як Матеріальний Світ. І щоб усе це відбулося без певної програми? Я думаю, що ви зі мною погодитеся, що це просто неможливо. Таким чином доводиться визнати, що матерія, зокрема людський організм є інформаційний продукт, і працює за певною програмою.

А тепер визначимося, що ми розуміємо під інформацією. Якщо звернутися до Біблії, то там ясно сказано, що під час створення матеріального світу спочатку було «Слово». Під «Словом» тут розуміється інформаційна програма побудови матерії Всесвіту. Ця програма задає матерії всі її властивості та архітектурно-геометричні каркаси (малюнки) побудови, починаючи від елементарних частинок, атомів, молекул, складних клітинних органел, клітин, органів, систем та організму в цілому. У цій програмі закладено фізико-хімічні та біологічні властивості, за якими працюють усі форми матерії. Створено електромагнітні та гравітаційні поля. Слід додати, що інформація, що використовувалася у побудові матеріального всесвіту, не зникає – вона є вічною. Вона є у будь-якій точці простору і її можна зчитувати, записувати на будь-які носії, зберігати для її подальшого використання, передавати за адресою на будь-які відстані.

Передача інформації у матеріальному середовищі відбувається миттєво. Форми існування матерії: хвильова і корпускулярна. Швидкість переміщення електромагнітних хвиль та полів у навколишньому просторі – це швидкість матеріалізації матерією простору інформації. Атомарно-молекулярна форма матерії беззаперечно реагує на інформацію, що змінює частоту пульсації польової структури, що створює електронну оболонку в атомі. Реагують на інформацію щодо збільшення амплітуди та частоти пульсації польові структури, що створюють різні типи хімічних зв'язків у молекулах. Інформація створення будь-якої форми і виду матерії впливає на її фізико-хімічні, геометричні та інші параметри та властивості. За певних умов можлива тимчасова заміна деяких фізико-хімічних властивостей у матерії, побудованій за іншою інформаційною програмою. Інформація, що штучно вноситься в будь-яку форму матерії для зміни її фізико-хімічних, біологічних та інших властивостей і якостей, характеризується ступенем стабільності і залежить від безлічі факторів. Іншими словами: використовуючи вихідну інформацію про властивості зразка (еталона) можна домогтися формування таких властивостей у нового об'єкта.

При створенні матерії простору використовувалися певні закони, такі як: Біполярність, Дуалізм (Єдність і боротьба протилежностей), Подібність та Триєдність. Тривалість стабільного існування будь-якої форми матерії у просторі підпорядкована цим законам і особливо закону триєдності. В основі закону біполярності покладена рівновага двох протилежностей (полярностей). Постійне прагнення полярностей до рівноваги є метою їхнього протистояння та боротьби. Досягнення рівноваги означає переміщення процесу на наступний більш високий рівень, при цьому попередня біполярна конструкція входить як складова частина в наступну, більш високого рівня. Як відомо, світ складається з протилежностей, більше того, протилежності є основою всього. З цього випливає, що біполярність складається з трьох частин — двох протистоячих і нейтральної, яка є найчастіше основою біполярності. Наприклад, електрони та протони атома, в яких нейтрони разом з протонами складають масу ядра; рослини та тварини при нейтральній частині — навколишньому середовищі; травоїдні та хижаки нейтральна частина — навколишнє середовище. Деякі відомі нам з дитинства біполярні співвідношення, наприклад, «сон – неспання», «день — ніч», «зима — літо» мають особливістю неможливість досягти рівноваги, оскільки змінюють один одного. Можливий перекіс в одну зі сторін це називається дисбалансом, або порушенням рівноваги. Зазначимо також, що сама рівновага не є перемогою якоїсь однієї частини, і відповідно – утиск іншої – це процес врівноважування, а не спокою (наприклад, взаємодія електронів і протонів в атомі). Практичне значення цього закону для людства в тому, що він дозволяє керувати процесами розвитку та самозбереження людського організму.

Наступний закон – Дуалізм (ду – два) визнає дві суб-
станції: матерію і душу (свідомість) і виходить із визнання
рівноправності та незводності один до одного цих двох ос-
новних засад універсуму – матеріального та духовного,
фізичного та психічного, тіла та душі. Свідомість – стан
психічного життя організму, що виражається в суб'єктив-
ному переживанні подій зовнішнього світу та фізіологічних
процесів внутрішнього організму та реакції у відповідь на ці
події. У структуру свідомості входять усі пізнавальні процеси
— відчуття, сприйняття, пам'ять, мислення, уява з допомо-
гою яких людина безперервно поповнює свої знання. Поняття-
тя дуалізму стверджує рівноправність будь-яких протилеж-
них початків: наприклад, так говорять про дуалізм добра і
зла. До цього можна додати, що дуалізм означає
співіснування двох різних, незведених до єдності станів,
принципів, образів думок, світоглядів, волевимкнень, проте
необхідно розглядати дух і матерію як атрибути єдиної суб-
станції (принцип "встановленої гармонії").

Закон подібності. За законом подібності йшло творіння
матерії. Що це означає? Це означає наявність інформаційно-
го зв'язку між усіма елементами матерії. Виходячи, із закону
подібності будь-яка матерія, що має однаковий хімічний
склад, наприклад: атоми водню незалежно, де вони знахо-
дяться у всесвіті, монети, виготовлені зі сплаву однієї партії –
інформаційно пов'язані у просторі. Цей закон використо-
вувався у творінні для дублювання матерії. У нашій практиці
він дозволяє використовувати як якийсь приймально-
передавальний пристрій, наприклад монети. Візьмемо будь-
яку монету, зразка 2000 року та помістимо її у спеціальний
пристрій, підключений до інформаційного банку. Тепер
будь-яка монета зразка 2000 року, прикріплена до тіла, ство-
рить у місці контакту з тілом слабке електромагнітне поле і
через нього з'єднає інформаційно – польову структуру лю-
дини з полем інформаційного банку. Буде автоматично за-
пущено процес самозцілення. Цей закон інформаційного
зв'язку подібної матерії у просторі використовувався ще й у

давнину. *Люди, не розуміючи суті процесів, назвали це металотерапією і як цілющий елемент використовували старовинні мідні монети.*

Закон Триєдності відображен у відомій картині Андрія Рубльова "Свята Трійця" – "Батько", "Син" та "Святий Дух". Тут "Сина" можна розглядати як будівельний (виконавчий) початок, "Батька" – як керуючий початок (як потік інформаційних ресурсів), "Святий Дух" – як символ Любові, що відображає знову ж таки оптимум між потоками інформаційних та речових ресурсів. Його також можна розглядати у трьох енергетичних субстанціях, що знаходяться на різних етапах своєї еволюції: у матерії, енергетичних полях та різних видах випромінювань. Таким чином, перед нами добре збалансована і взаємопов'язана ієрархічна система енергетичних полів — від величезної кількості дуже маленьких і дуже динамічних полів матерії до одного найбільшого, що поєднує всі енергетичні поля людини. Для того щоб система розвивалася і при цьому не руйнувалася, необхідно гармонійний та збалансований її розвиток у всіх енергетичних формах. Це включає гармонійний прогрес фізичного, інтелектуального і духовного розвитку. Тобто на одному рівні з інтелектуальним та духовним розвитком стоїть фізична та їхня спільна гармонійна взаємодія. Оскільки в природі все нероздільно, у тому числі речові та інформаційні ресурси, то певною мірою закони збереження енергії поширюються і на інформаційні ресурси. Вони не виникають і не зникають, а лише видозмінюються.

Як зазначалося вище формами існування матерії є енергія, польова (хвильова) форма, атомарно-молекулярна і клітинна структура. Основні форми матерії пов'язані між собою перехідними формами. Кожна наступна форма матерії базується на попередніх формах матерії та має їх у своєму складі. Людина, як форма існування матерії, має: клітинну, атомарну, польову та енергетичну форми матерії. Це приймається академічною наукою як еволюційний розвиток матерії, представлений досить правдоподібно. Але випадковість у виникненні матерії та її непрограмований, випадковий розвиток і неприйняття того факту, що будь-яка форма матері базується на попередніх формах і має їх у своєму складі є неправдоподібним фактом, який стверджується деякими вченими.

Основою створення матерії послужила її перша форма – енергія. Матерія простору матеріалізує (виявляє) інформацію, що виходить (що індукується) з «0»-простору. Процес створення польової форми матерії при отриманні інформації з «0» простору названий процесом індукції. Створені в матерії простору фізичні об'єкти, які складаються з елементарних частинок, атомів, молекул і клітин – самі стають для матерії простору стабільним джерелом різноманітної інформації (самоіндукування). Створюються дві польові структури, індукована і самоіндукована. Якщо частотно-геометричні параметри цих польових структур збігаються, утворюється канал зв'язку між «0» простором і фізичним об'єктом. Цим каналом в об'єкт йде: а) інформація, яка визначає його взаємовідносини з навколишньою матерією, б) програма, яка керує роботою клітин, тканин, органів, систем та всього організму, його фізико – хімічні, біологічні та інші властивості. Також цей канал служить для зворотнього зв'язку. Це встановлює відповідність між інформаційним банком «ТВОРЦЯ» та індивідуальною свідомістю фізичного об'єкта. Польова форма матерії, що індукується, створює архітектурний каркас майбутньої корпускулярної форми. Через цей польовий каркас надходить інформація, що задає параметри, що характеризують об'єкт. Індукована форма матерії: це слабкий енергетичний прояв інформації (слова) у просторі. Самоіндукована польова форма матерії створюється матерією простору на підставі інформації корпускулярної форми. На відміну від індукованої вона має потужнісні характеристики, що залежать від параметрів об'єкта який її створює. Можна говорити про три види цієї форми матерії: електричної, магнітної та гравітаційної.

Створення органічної матерії проводилося у воді. Вода була створена спеціально, як програмований інкубатор і тому має широкий і універсальний спектр фізико-хімічних та інформаційних можливостей. Вода використовувалася як робочий інструмент створення органічного об'єкта: молекул, клітин, тканин та організму загалом і як його наповнювач. Будь-який білково-клітинний організм при зневодненні гине. У воді, як приймач, зберігач і передавач інформації використовується польова структура водневого зв'язку. Польова структура, що її створює більш мобільна, пластична і чутлива при впливі на неї інформацією. Вода з «0» простору отримувала польові структури (архітектурні каркаси молекул) складних органічних сполук. Польова структура водневих зв'язків між молекулами води, під впливом цієї польової інформації, створювала потужніші просторові каркаси – якими йшло будівництво органічних молекул. Вода також використовується для очищення навколишньої матерії від наносної (сміттєвої) інформації. Вода як губка вбирає нестабільну інформацію і цим очищає навколишню матерію від наведеної інформації. Всі ці властивості використовуються людьми у вигляді запису у воді певних інформаційних програм: змов, гомеопатії, хрещення.

Вся інформаційна програма життєдіяльності людини, яка передана від предків, її коригування, що відбувається у процесі життєдіяльності людини, надходить, записується і передається далі, через польову структуру водневого зв'язку ДНК клітини. Молекула ДНК – це приймально-передавальний і записуючий пристрій, налаштований на певний сигнал. Навіть невелика ділянка молекули ДНК, поміщена в пробірку з водою, буде служити приймально-передавальним пристроєм для отримання та подальшого використання інформаційних даних про організм, у клітині якого він знаходився. Через молекулу ДНК клітини отримують інформацію, за якою в ядрі клітини виробляються молекули РНК різноманітних типів. РНК – це матеріальний наказ, який задає клітині програму виробництва різноманітних органічних речовин. Спотворена (порушена) програма виробництва молекул РНК призводить до виробництва вірусів, які є результатом порушення біполярності індивідуальної свідомості людини. При зародженні нової людини відбувається програмне формування алгоритму свідомості. За наявності у батьків великої амплітуди дисбалансу біполярності свідомості, у дітей навіть у перші роки життя можливе включення онкологічної програми. Виходячи з цього, вірус є фізичним закріпленням порушення закону «триєдності» у тілі на внутрішньоядерному рівні. У створенні людського тіла беруть участь понад 200 типів клітин. І кожна клітина при отриманні спотвореної програми може виробляти різні типи змінених молекул РНК – віруси. Віруси різних типів при змішуванні створюють найрізноманітніші програми пошкодження керуючих програм життєдіяльності організму. Технологічні прийоми створення умов припинення відтворення вірусів засновані на використанні інформаційних технологій або зміні алгоритму індивідуальної свідомості.

Клітинна форма матерії є первинним каркасом польової форми матерії. Всі процеси життєдіяльності клітини здійснюються за цією програмою. Ця програма знаходиться у полі індукції каркасу клітини, яке посилюється потужнішим електромагнітним полем самоіндукції, тому ми спостерігаємо програмно-упорядковані процеси переміщення органічних молекул в обсязі клітини. У всіх процесах активну участь беруть молекули води. У клітинах ядро і великі органели мають додатково свої польові каркаси, в які й надходить керуюча програма. У разі порушення роботи клітини вона не знищується, а лише капсулюється для збереження обсягу фізичного тіла. Сучасна біохімія дає нам знання практично з усіх біохімічних процесів, що відбуваються в клітинах, проте вона не дає відповіді на питання, чому це відбувається і що робить клітину живою – самовідтворюючою. Наша відповідь проста – інформаційна програма. Мільярди років, через рослинний і тваринний світ, йшло відпрацювання найскладніших програм з управління клітинами, тканинами, органами, системами та організмом в цілому.

Умовно ці програми можна розділити на сім рівнів польових архітектурних конструкцій. Спочатку відпрацьовувалася програма створення молекули ДНК, у складі якої знаходився певний хромосомний набір з білками маркерами, що визначає програму розвитку організму. Потім створювалися органели, зокрема і ядро клітини, клітини, тканини, системи, органи, і весь організм, тобто його тіло. Найбільш захищеним, але й менш доступним до коригуючого втручання, є канал надходження інформації через ядра атомів водню, що входять до молекул ДНК і беруть участь в утворенні поля водневих зв'язків, створюючи своєрідний і досить складний польовий джгут. Найбільш незахищеним є польова структура тіла. Навіть невеликі електромагнітні коливання можуть порушити програму роботи органів та систем.

Важливим атрибутом у життєдіяльності організму є програма, що управляє індивідуальною свідомістю людини. Індивідуальна свідомість – це стандартна біполярна програма, що працює за індивідуальним алгоритмом. Розум – це його складова частина. Через Розум виконується здатність цієї програми до аналітичного мислення, а Мозок є матеріальною оперативною системою візуалізації, місцем тимчасової пам'яті. За цією програмою, в електромагнітному полі, що створюється нейронними клітинами мозку, візуалізуються (проявляються, декодуються) будь-які зовнішні та внутрішні впливи (роздратування), що уловлюються рецепторами фізичного тіла, нервовими клітинами шкіри, тканин, органів і систем, клітинами зору, слуху, нюху, смаку. Програма індивідуальної свідомості відповідальна за емоційні характеристики психіки людини, за створення певного типу нервової системи, за розвиток та використання фізичного тіла та за генетичні порушення цілісності організму. Продукцією індивідуальної свідомості людини є думки та емоції, а також виконання усвідомлених та неусвідомлених діянь. Про вплив свідомості на цілісність організму багато розповідається в китайській та індійській медицині. Індивідуальна свідомість людини багатогранна. При зародженні нової людини в його програмі індивідуальної свідомості існує алгоритм, за яким вона буде працювати. Не усунені у процесі життєдіяльності порушення біполярності індивідуальної свідомості передаються у спадок в наступні покоління. Не усунені порушення у наступних поколіннях, з рівня органів та тканин, переходять до рівня клітин і, нарешті, до молекули ДНК. У всьому рослинному та тваринному світі, з метою покращення породи можливе споріднене розмноження. Людині це заборонено, споріднене «кровосмішання» не дає можливості природної зміни, розвитку та перебудови індивідуальної свідомості у майбутньому потомстві. Споріднене «кровозмішання» може призвести до різкого посилення спадкових ушкоджень тканин і клітин аж до виродження роду.

Секція 3.
Потенційні можливості організму самовідновлюватися

З вище сказаного випливає, що вся життєдіяльність людства та людського організму окремо підпорядковується інформаційним законам розвитку матерії. А значить і всі біохімічні процеси, що відбуваються в організмі, підпорядковані та розвиваються за певними енерго-інформаційними програмами. Різні відхилення у роботі цих програм призводять до порушення біо-хімічного балансу, і це ми називаємо хворобами. Можна ще раз підтвердити, що хвороб немає, а є порушення в роботі інформаційних програм, що керують біохімічними процесами в організмі. Якщо, внаслідок будь-яких порушень, побічну (негативну) інформацію неможливо прибрати з організму, то результатом цього є різноманітні порушення у фізичному тілі, від головного болю та підвищення тиску, до найважчих уражень систем та органів. Основою принципу самозцілення є закон про цілісність системи. Отже, будь-яка негативна інформація, що викликає порушення роботи програми життєдіяльності, нестабільна і може бути прибрана з організму. Слід також повторити, що людина – це досконале створення на нашій планеті. Однак залежно від способу життя, харчування та надмірного захоплення медикаментами люди часто стають здобиччю різних хвороб. Виникнення цих порушень може бути найрізноманітнішим: від порушення алгоритму індивідуальної свідомості, вірусного зараження до харчового отруєння, або промислово-хімічної інтоксикації.

Людина — це більше, ніж просто фізичне тіло плюс мозок. Класична медицина, як правило, лікує лише симптоми та індивідуальні органи, не враховуючи, що людський організм є цілісною системою. У цій складній, взаємозалежній системі симбіозу форм матерії та інформаційних програм лікування окремого органу не повинно бути метою. Раніше ми вже відзначили, що захворювання того чи іншого органу є лише наслідком порушення цілісності керуючої програми. Звідси можна дійти невтішного висновку, що перед лікуванням фізичного тіла, насамперед потрібно привести у норму інформаційну програму, управляючу роботою організму. Залежно від рівня порушення керуючої програми, і залежить терміни лікування. У Центрі Оздоровлення Людини використовується методологія, яка враховує цю особливість та зосереджує увагу на потенційних можливостях людського організму самовідновлюватись при отриманні ним коректуючої інформації. Ґрунтуючись на цьому становищі, ми не лікуємо в тому сенсі, що розуміється в традиційній медицині та традиційному мисленні. Ми просто допомагаємо організму відновлювати ці керуючі програми. Оскільки ці програми є Енерго-інформаційні програми, то й відновлення (вилікування), і методи впливу теж будуть на енерго-інформаційному рівні. Відбувається природний процес регуляції роботи організму, отже немає побічних ефектів, які виникають при застосуванні ліків та інших хімічних препаратів. Неважливо, на що хворий організм, всі нездужання це є просто порушення регулюючої програми. Тому ми говоримо, що цей метод універсальний і застосовується для людей різного віку, включаючи дітей.

У процесі самозцілення відбувається перебудова у тканинах організму, що призводить до дискомфорту. Можуть виникати запальні процеси, що означають, що відбувається перебудова організму. Будь-які порушення стандартної керуючої програми життєдіяльності супроводжуються виробленням клітинами молекул РНК зі спотвореною програмою і це порушення переходить на стадію фізичного закріплення. Імунна система самозбереження організму виділяє спеціальні клітини, що блокують негативну програму, відбувається так зване капсулювання. Після проведення процесу капсулювання клітин автоматично здійснюється перерозподіл «обов'язків» між органами відповідно до їх взаємозамінності. А це призводить до перевантажень у їхній роботі. Чим більше в організмі відхилень від заданої стандартної програми розвитку, тим більше клітин капсулюється в органах. Якщо ця відмінність досягає більше 50%, а отже, і більше 50% клітин буде виведено із системи життєзабезпечення. В цьому разі включається програма його ліквідації, наприклад, онкологічне захворювання. Слід зазначити, що загалом процес самовідновлення (оздоровлення) протікає набагато складніше, ніж здається на перший погляд і потребує тривалого часу. Не слід забувати, що в процесі самозцілення відбувається перебудова в тканинах організму, крім того матерія має інерційність, і миттєва заміна інформаційних програм не призводить до миттєвого лікування. А якщо ще порушено геометрію розташування органів і систем, то цей процес може затягнутися. Перебудова у тканинах організму призводить до дискомфорту. Можуть виникнути запальні процеси. Інформаційний вплив, особливо у період ремісії хронічного захворювання чи патологічного процесу, може спричинити загострення. Якщо загострення відбулося, не слід хвилюватися та припиняти інформаційний вплив, "хвороба виходить назовні", необхідно продовжити роботу до її зняття чи суттєвого зменшення.

Ми живемо в світі, що постійно змінюється. День міняється нічью, холод – спекою, зливи – посухою. Змінюються погода та клімат, умови життя та праці, фізичні та психічні навантаження, нас безперервно атакує велика кількість мікроорганізмів. Природно захисні функції організму намагаються чинити опір цим стресовим впливам, але іноді виникає збій і організм починає хворіти. Іншими словами, висловлюючи це в енерго-інформаційних категоріях, можна сказати, що організм зазнає впливу негативної інформації, що порушує стандартну програму керування його життєдіяльністю. А це означає, що будь-яке оздоровлення полягає в тому, щоб усунути негативну інформацію з організму та відновити керуючу програму. Постійне застосування хімічних препаратів призводить до втрати органами здатності їх синтезувати. Незасвоюваність, а не дефіцит, є результатом нестачі в організмі мікро та макро елементів. Нерідко, вживання біодобавок призводить в майбутньому до більш складного порушення цілісності організму і до подальших генетичних порушень, хоча, початковий, терапевтичний ефект буває позитивним. Дисбактеріоз – результат безконтрольного застосування антибіотиків та інших хімічних препаратів. Виходячи з цього можна зробити висновок, що всі відхилення в роботі органів і систем – результат порушення інформаційної програми життєдіяльності. Чим більше ми лікуємося, тим більше ми хворіємо! Відновлення функціональних здібностей всіх клітин організму призводить до самозцілення організму.

Секція 4.
Технологічні схеми та обладнання

Для відновлення програм, що управляють біологічними процесами в організмі, використовуються технологічні схеми та обладнання, розроблене в лабораторії професора Луцевича О.М. Це Гармонізатори, які є інформаційними банками стандартних програм. Стандартні програми (інформація) за спеціальною методикою записуються в кристалічні ґрати мінералів. Для передачі інформації використовується магнітне поле. Для посилення передавального ефекту використовуються правильні геометричні фігури. Правильні геометричні фігури створюють рівномірне магнітне поле у структурі матерії простору. У нашому центрі використовують піраміду. До піраміди підключається прилад із набором стандартних програм. Можливості розробленого та виготовленого обладнання дозволяють реалізувати процеси запуску системи інформаційного самозцілення. Результати інформаційного впливу можна відстежити та проконтролювати, застосовуючи комп'ютерну електропунктурну діагностику та інше, спеціально створене, чутливе до мікрострумів обладнання. Результатом процесу є позитивні зміни у гомеостазі організму. Все це підтверджується біохімічними аналізами та рентгенівськими знімками.

Технологічна схема самовідновлення здоров'я включає: інформаційний модуль – блок пам'яті, який складається з набору кристалів, в яких записана інформація для самозцілення людини; енергоджерела для створення магнітних полів для перенесення інформації; концентратори полів.

Блоки інформаційного модуля включають ряд програм, необхідних для відновлення здоров'я. Наведемо деякі з них:

- Програма №1. Інформаційні програми з архітектурної клітинної структури, починаючи від молекул, клітин, тканин і далі систем, органів та всього тіла.
- Програма №2. Інформаційні програми про функції організму загалом.
- Програма №3. Інформаційні програми щодо спільного функціонування систем органів людини та колоній мікроорганізмів, що знаходяться всередині організму.
- Програма №4. Інформація про кожен окремо взятий орган.
- Програма №5. Інформація про всі тканини.
- Програма №6. Інформація про всі рідинні системи.
- Програма №7. Інформація працює на рівні клітини, хромосом та ДНК, виправляючи пошкоджені стандартні програми, за якими повинні працювати клітини, мікрофлора та віруси.
- Програма №8. Інформація щодо впливу на молекулярному рівні.
- Програма №9. Інформація щодо впливу на рівні атомів.
- Програма №10 Вплив проводиться на рівні елементарних частинок.
- Програма №11-23. Усі зміни проводяться на рівні енерго-польових структур.
- Програма №24 Штучно створена програма з коригування перерахованих вище програм.

Під час оздоровчого сеансу організм людини через власне магнітне поле та магнітне поле всередині піраміди взаємодіє з Банком Стандартних Програм, порівнюючи свої керуючі програми зі стандартною програмою. За наявності відхилення, вибирається програма, що коригує, за якою хворий організм починає відновлюватися. Процес відновлення відбувається індивідуально. Після вибору коригуючої програми проводиться запис цієї інформації на жорсткий носій (ІЖН). Інформаційний жорсткий носій (ІЖН) виготовляться з харчового олова у вигляді тонкої пластинки. Інформація записується в кристалічну решітку розплавленого олова, після остигання та затвердіння пластинка кріпиться до тіла. Коригуюча програма з цього носія зчитується за допомогою енергетичного поля (біополя) людини і передається організму зі струмом рідини (крові та лімфи).

Коригуюча програма впливає на організм через систему Гіпоталамо-Гіпофізарного комплексу, де основним регулюючим органом є Гіпоталамус. Гіпоталамус – це невеликого розміру заліза, яка знаходиться всередині мозку і є симбіозом нервових і ендокринних клітин. Гіпоталамус здійснює функції зв'язку організму із зовнішнім світом, передачі інформації для управління внутрішнім станом через Гіпофіз та отримання зворотного зв'язку про роботу організму. У гіпоталамусі знаходяться всі основні центри: сну, емоцій, апетиту, теплорегуляції, серцевої діяльності, імунітету тощо, а також відділи, що мають пряме відношення до вегетативної нервової системи в цілому.

Крім того, розроблені професором Луцевичем, інформаційні технології мають практичне використання у багатьох сферах діяльності людини. Це енергетика, промисловість, сільське господарство, ветеринарія, екологія, медицина, мікробіологічна промисловість, вірусологія, транспорт, зв'язок, геологія, космонавтика. Застосування інформаційного впливу може допомогти у очищенні води, очищенні каналізаційних стоків, нейтралізації отруйних речовин, очищенні місцевості та відходів від радіоактивного зараження. Можливий захист та лікування сільськогосподарських тварин та птахів від різних епідемій, прогнозування епідеміологічних захворювань, природних катаклізмів, та багато чого іншого. Більш детальний опис методик застосування інформаційних технологій у різних сферах ви можете знайти у працях вищезгаданого вченого. У цій роботі наша увага буде зосереджена на оздоровленні людини.

Секція 5.
Комп'ютерна електропунктурна діагностика

Одним із етапів у технологічному процесі відновлення здоров'я є комп'ютерна електропунктурна діагностика. Це перше, із чого починається сеанс у нашому центрі. Усі методи електропунктурної діагностики беруть за основу електрошкірні виміри біологічно активних точок на руках та ногах уздовж меридіанів. Напевно, у всіх на слуху метод Фолля, який покладено в основу електропунктурної діагностики. У нашому центрі використовуються прилади серії КЕС-01, розроблені медичною науковою асоціацією «Авіценна» для скринінгової діагностики окремих органів та всього організму загалом. Під виразом скринінгова мається на увазі швидка, наочна, оглядова діагностика (від англ. screen – знімати, демонструвати на екрані). Система комп'ютерного електропунктурного сканування КЕС-01 «Авіценна» поєднує досвід стародавніх східних навчань, нові нейрофізіологічні розробки та сучасні комп'ютерні технології. Основним завданням при діагностичному дослідженні на комплексі КЕС-01 є отримання інформації про функціональний стан основних систем організму, роботу окремих органів, що входять до цих систем та про весь організм в цілому. Отримана інформація використовується для первинної профілактики різних патологічних станів організму та прогнозування. Проведення цієї процедури є важливим тим, що тут виявляються зміни ще на рівні енергетичного поля людини, які можуть сигналізувати початок хвороби, перш ніж це перейде на фізичний стан. Про наявність ознак порушення здоров'я свідчать порушення енергетичного балансу, тому для оздоровлення організму необхідне відновлення цього балансу, а для цього необхідна стимуляція систем організму з допомогою отримання ними оздоровчої інформації.

Після проведення електропунктурної діагностики результати вимірювань надаються у вигляді діаграми, кольорограми, таблиці значень, кольорових фантомів, текстових функціональних висновків та цифрових показників. Цифрові показники відображають кількісні значення в оцінці рівня функціонального стану органів: гіпофункції (наприклад, 20 од. на загальному тлі 40-60 од.) або гіперфункції (90 од. на загальному тлі 40-60 од.). За цифровими показниками так само можна зробити висновок про виражену дисфункцію органу або системи за значної різниці між правим і лівим значенням у даному меридіані. У разі парних органів (нирки «R», легені «P») йдеться про дисфункцію системи, де один орган перебуває в стані гіпофункції, а інший, компенсуючи його недостатність, працює з підвищеним навантаженням – гіперфункцією. Важливим показником стану організму людини як енергетичної системи є цифровий розрахунковий рівень «Середнього значення», який побічно характеризує стан імунної системи, ступінь резервних можливостей адаптації, життєвий тонус, на тлі якого здійснюються всі функції у даної людини. Нормою є показник «Середнього значення» у дорослої людини віком 25 – 65 років від 40 до 60 од. Кольорограми, Таблиці, Фантоми розширюють можливість оцінки і розшифровці функціональних станів органів та систем. Так підвищення функціонального стану органу або системи (гіперфункція) відображається у відповідному сегменті кольорограми або зображенні органу на фантомі у червоному кольорі, незначна гіперфункція – рожевим або жовтим. Відповідно зниження функціонального стану органу чи системи (гіпофункція) відбивається у синьому кольорі, а незначна гіпофункція – блакитним. Показники, що знаходяться в межах норми, відображаються зеленим кольором. Електропунктурне сканування проводиться до та після отримання організмом коригуючої інформації. Цікаво відзначити, як відразу ж змінюються показники функціонального стану організму після впливу на нього коректуючої інформації. За цими змінами вже можна судити про вплив оздоровчої процедури на людину.

Для візуального розуміння отриманих результатів нижче ми наводимо результати скринінгу на прикладі обстеження одного з наших клієнтів.

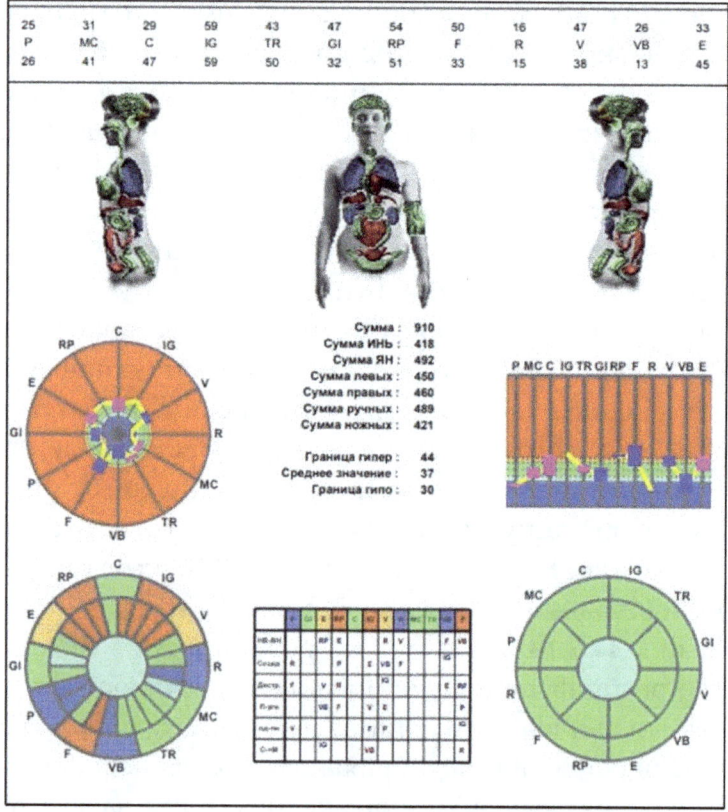

Рисунок 1.
Загальна схема електропунктурного сканування.

Цифрові показники відбивають кількісні значення щодо оцінки рівня функціонального стану органів. Якісні показники стану груп органів та організму загалом визначаються залежно від взаємин цифрових показників окремих органів та їх сумарних групових виразів.

Праві значення	Точки знімання	Ліві значення			
65	Р. Легені	**34**		Сума:	1366
45	МС. Перікард	56		Сума Інь:	682
34	С. Серце	56		Сума Ян:	684
56	IG. Тонка кишка	76		Сума лівих:	738
67	TR.Щитовидна залоза	87		Сума правих:	628
20	GI. Кишечник	**20**		Сума ручних:	608
34	RP. Підшлункова залоза	65		Сума ножних:	758
54	F. Печінка	56			
35	R. Почки	56		Кордон гіпер:	64
56	V. Сечовий міхур	56		Середнє	
96	VB.Жовчний міхур	**84**		значення:	**56**
56	Е. Шлунок	56		Кордон гіпо:	48

Рисунок 2.
Таблиця цифрових показників

Окремо взяті цифрові показники по одному органу або системі не можуть бути підставою для висновків про їх функцію. Наприклад, якщо цифровий показник має виражене низьке значення в порівнянні з іншими меридіанами, то можна лише попередньо говорити про недостатність функції. Однак остаточні висновки видає програмне забезпечення після розрахунку «Середнього значення» та визначення ступеня відхилення показників меридіана від цього значення з урахуванням допустимого відхилення коефіцієнта специфічного для кожного меридіана. Але, тим не менш, вже на стадії знімання показань можна за цифровими значеннями попередньо визначити системи найбільш схильні до змін у бік гіпофункції або гіперфункції.

"Фантом спереду", "Фантом зліва", "Фантом справа" – схематично наочно показує функціональний стан органів та систем у проекції на фантом людського тіла, забезпечуючи огляд у трьох проекціях. Бічні проекції необхідні огляду органів, прихованих у фронтальної проекції іншими органами (наприклад гіпофіз).

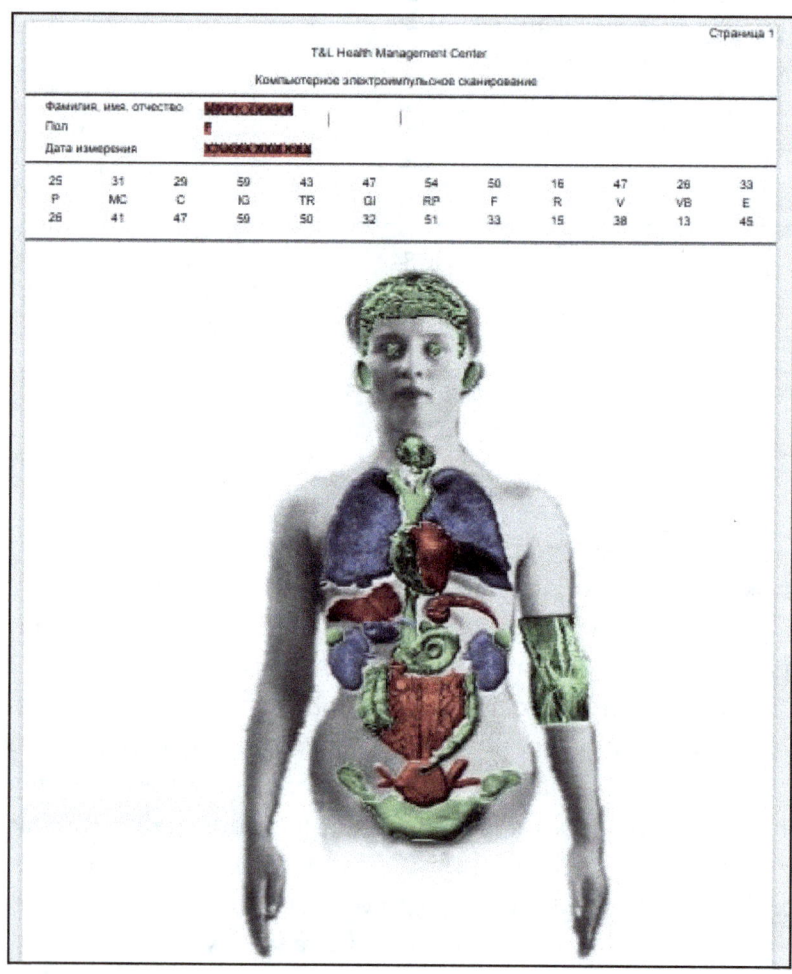

25	31	29	59	43	47	54	50	16	47	26	33
P	MC	C	IG	TR	GI	RP	F	R	V	VB	E
26	41	47	59	50	32	51	33	15	38	13	45

Рисунок 3.
Фантом спереду

26

25	31	29	59	43	47	54	50	16	47	26	33
P	MC	C	IG	TR	GI	RP	F	R	V	VB	E
26	41	47	59	50	32	51	33	15	38	13	45

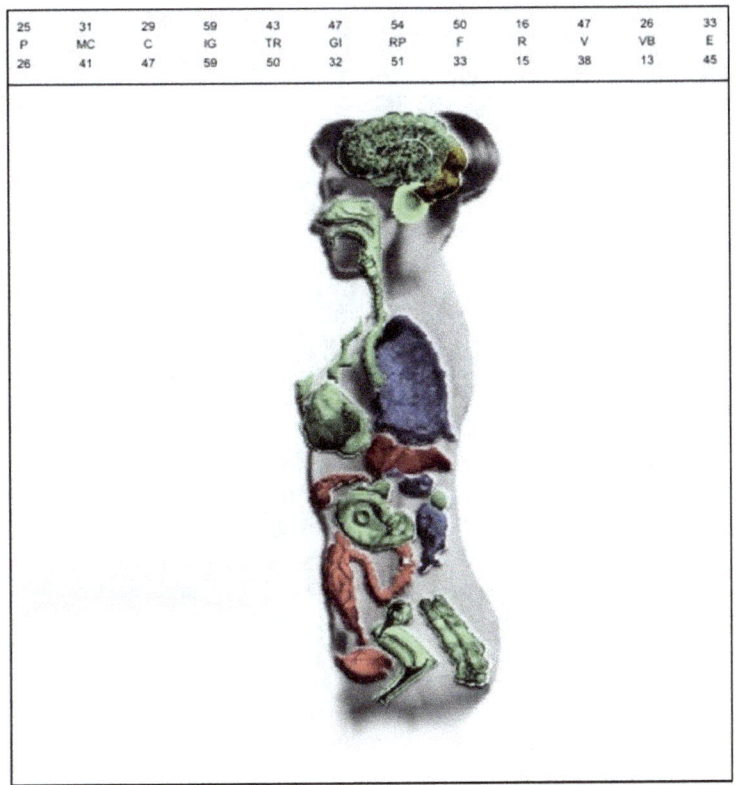

Рисунок 4.
Фантом справа

25	31	29	59	43	47	54	50	16	47	26	33
P	MC	C	IG	TR	GI	RP	F	R	V	VB	E
26	41	47	59	50	32	51	33	15	38	13	45

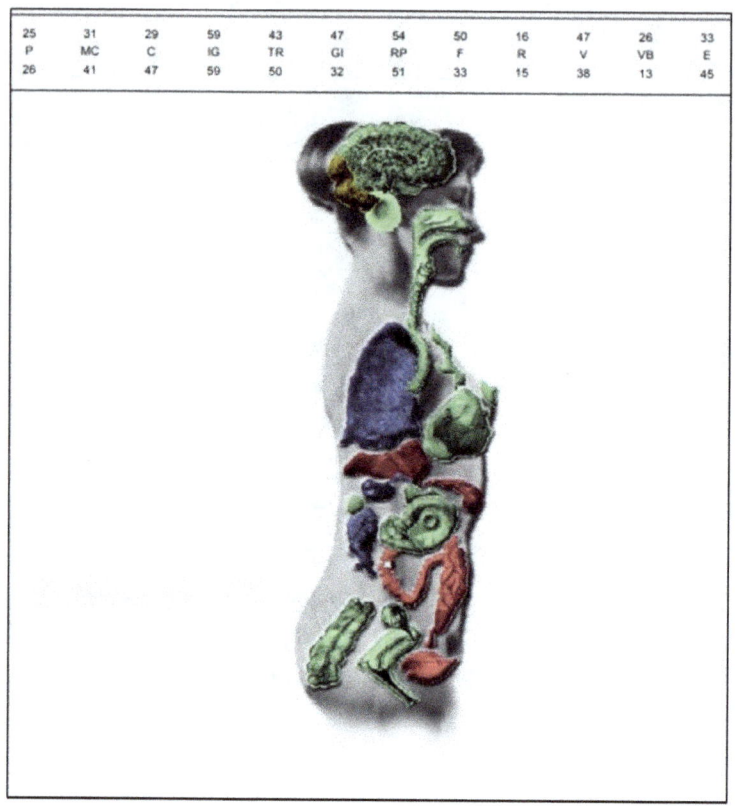

Рисунок 5.
Фантом зліва

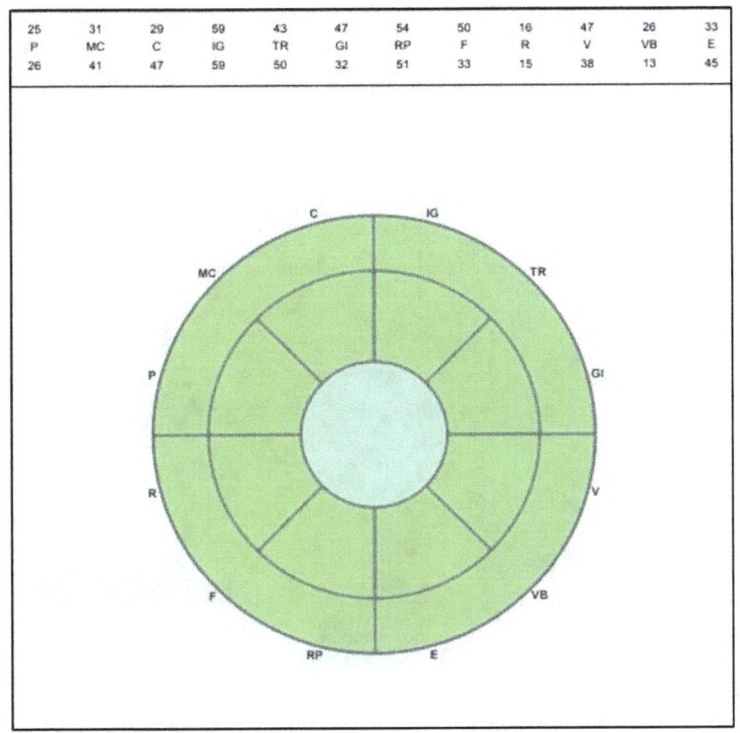

25	31	29	59	43	47	54	50	16	47	26	33
P	MC	C	IG	TR	GI	RP	F	R	V	VB	E
26	41	47	59	50	32	51	33	15	38	13	45

Рисунок 6.
Кольорограма 1

«Кольорограма 1» – будується виходячи з «Діаграми», та відображає середньоенергетичний стан організму («Середнє значення») щодо статистичної вікової норми (центральне коло), стан окремої системи за середнім показником (великий сектор) та стан правих і лівих парних частин системи (два малих сектори на зовнішньому колі, що примикають до великого сектору). Це дає більш наочне уявлення про перехідні, прикордонні значення у відтінках рожевого та блакитного кольорів. Для правильного читання кольорограми необхідно подумки стати обличчям до центру кола з його зовнішнього боку, тоді зліва виявляться сектори, що відображають значення лівих меридіанів, а праворуч, відповідно – правих.

25	31	29	59	43	47	54	50	16	47	26	33
P	MC	C	IG	TR	GI	RP	F	R	V	VB	E
26	41	47	59	50	32	51	33	15	38	13	45

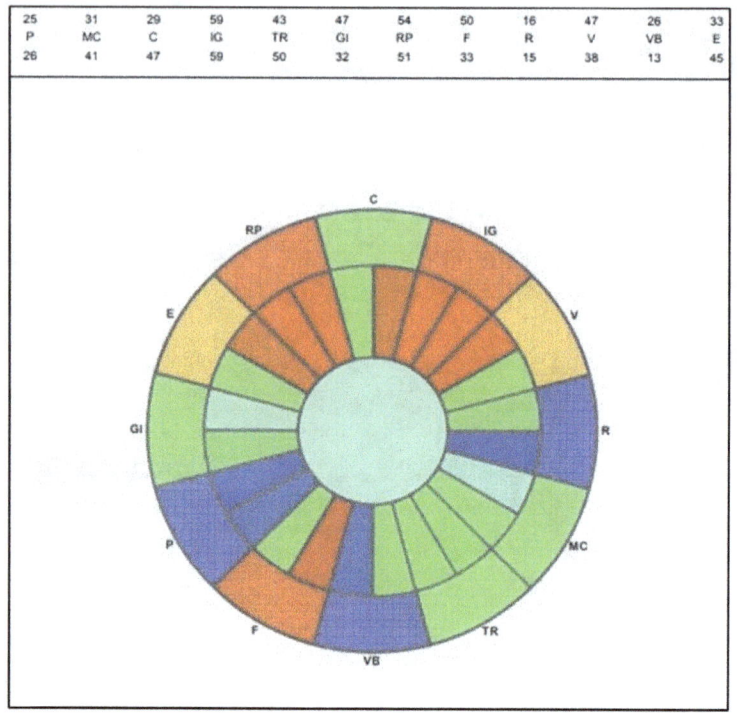

Рисунок 7.
Кольорограма 2

«Кольорограма 2» – будується за статистичними розрахунками показників груп меридіанів. Відображає стан системи в цілому (центральне коло), стан тріад меридіанів (написи меридіанів на зовнішньому периметрі) за групами локалізації (ручні – ножні) та якістю енергій (Інь – Ян), а також сумарне значення показників у даних тріад меридіанів за ознакою право – ліво (сектору на зовнішньому колі).

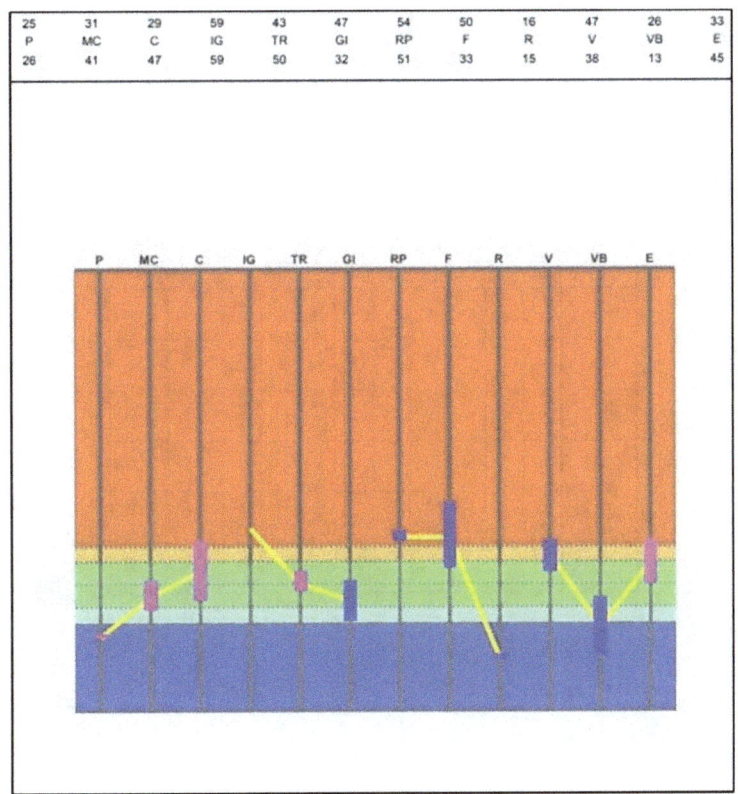

25	31	29	59	43	47	54	50	16	47	26	33
P	MC	C	IG	TR	GI	RP	F	R	V	VB	E
26	41	47	59	50	32	51	33	15	38	13	45

Рисунок 8.
Таблиця Ін-Янь

«Таблиця Ін-Янь» – розгорнута графічна форма «Коль-орограма 2». Показує стан тріад меридіанів (P, MC, C – «Інь ручні»; IG, TR, GI – «Ян ручні»; RP, F, R – «Інь ніжні»; V, VB, E – «Ян ніжні»), їх середніх значень, правих та лівих показників щодо загального коридору норми.

25	31	29	59	43	47	54	50	16	47	26	33
P	MC	C	IG	TR	GI	RP	F	R	V	VB	E
26	41	47	59	50	32	51	33	15	38	13	45

	P	GI	E	RP	C	IG	V	R	MC	TR	VB	F
HB-BH			RP	E		R	V				F	VB
Созид.	R			P		E	VB	F			IG	
Дестр.	F		V	R		IG					E	RP
П-уги			VB	F		V	E					P
пд-пн	V					F	P					IG
C->M			IG			VB					R	

Рисунок 9.
Таблиця У-Син

«Таблиця У-Син» – використовується для оперативного аналізу меридіональних взаємовідносин з урахуванням внутрішньо-зовнішньої, творної, деструктивної, протигнобливої, опівдні-півночі та син-мати зв'язків. У верхньому горизонтальному рядку (див. таблицю) у кольоровій гамі (синій, блакитний, зелений, помаранчевий, червоний) висвітлено стан меридіана на момент обстеження (гіперфункція, норма, гіпофункція) з урахуванням середньоарифметичних показників по правому та лівому однойменному меридіану енергетики. У лівій крайній вертикальній колонці позначені як їх значимості, види між меридіанних зв'язків (загалом їх 6). У вертикальних стовпцях (колонках) під кожним меридіаном будуть висвічуватись назви меридіанів у літерній формі (P, MC, R, та ін) у червоному та синьому кольорі. Червоний колір означає збіг (наявність, роботу) зв'язків, синій- розбіжність. Оцінка ведеться лише за кількістю збігаючих (червоних) зв'язків. Більше цих збігів (три і більше) вказують на пряму, провідну зацікавленість системи у загальній картині функціональних змін у організмі. Особливу перевагу слід віддавати провідним, найбільш інформативним (першим трьом) зв'язкам – деструктивному, внутрішньо- зовнішньому та зв'язкам будь-якого меридіана. Збіг за ДВУМ та менш зв'язків не враховується. Дані таблиці використовуються для визначення чинника «Провідної патології» – орган чи система, яка грає ключову роль картині сформованої патології (найбільше число задіяних зв'язків). Відповідно лікувальний вплив на головні органи «Провідної патології» на даний момент часу буде найефективнішим.

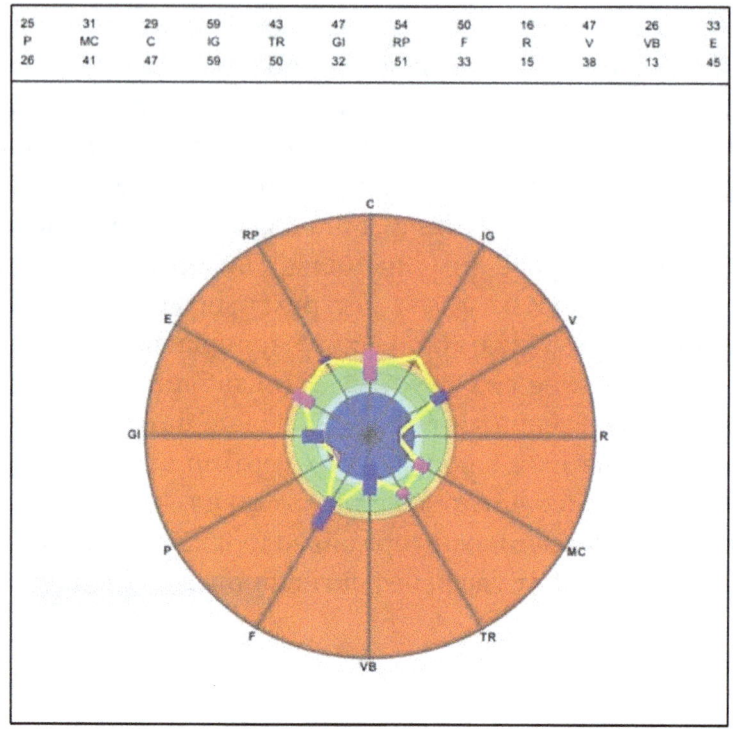

25	31	29	59	43	47	54	50	16	47	26	33
P	MC	C	IG	TR	GI	RP	F	R	V	VB	E
26	41	47	59	50	32	51	33	15	38	13	45

Рисунок 10.
Діаграма кругова (Циклограма)

Діаграма кругова (Циклограма) – будується за середніми значеннями, правими та лівими показниками кожного меридіана пов'язаного з певним органом або системою. Усі показники меридіанів розглядаються щодо коридору норми (зелений круг) і оцінюються за відхиленням вище коридору норми – гіперстан, «пік», (червоне коло), або нижче коридору норми – гіпостан, «запад» (синій круг). Зазначаємо найбільш виражені «піки» та «западіння» по осях меридіанів.

Оскільки організм є цілісною системою функціонування, всі отримані показники відбивають взаємну роботу всіх органів та систем. Нижче в таблиці 1 наводиться аналіз діаграми та інтерпретація результатів сканування.

Таблиця 1.1 Аналіз діаграми та інтерпретація результатів
Меридіан печінки «F»

Меридіани	Підвищення показників меридіана	Зниження показників меридіана	Розкид показників
Меридіан печінки «F» Додаткові симптоматичні прояви при надмірності: головний біль, утруднене та хворобливе сечовипускання, жовтяничний колір шкіри, болі у внутрішній поверхні гомілки та стегна, порушення menses у жінок, болі в попереку та статевих органах, порушення сну, почуття гніву, дратівливість, імпульсивність.	Гіперфункція гепатобіліарної системи викликається: 1. Інтоксикацією при тривалому застосуванні лікарських засобів, харчових консервантів, газованих напоїв з барвниками, зловживанням смаженою їжею. Довгий час зберігаються явища алкогольної інтоксикації від 5-7 днів. до кількох тижнів. 2. Ендогенна інтоксикація - порушення у роботі органів травлення, недостатнє засвоєння їжі та накопичення продуктів розпаду.	Зниження («западання») показників меридіана «F» спостерігається досить рідко і свідчить про несприятливу картину розвитку захворювання. Печінка має величезні функціональні ресурси. Зниження рівня її роботи спостерігається частіше за структурних змінах, що далеко зайшли: прогресуюча форма гепатиту, ускладнена цирозом печінки, алкогольний гепатоз або інші наслідки руйнівних	Розкид показників між правим і лівим значенням меридіана «F» може вказувати на рівень функціональної активності правої та лівої частки печінки, але так як печінка не є парним органом у системі цей поділ є дуже умовним. Розкид показників меридіана «F» (понад 20%) вказує на вкрай нестабільну роботу системи – її "патологічної лабільності".

	Продукти гнильного розпаду всмоктуються в кров і фільтруються печінкою «F», що призводить до порушення її роботи і це негативно впливає на процеси розщеплення та засвоєння їжі. 3. Гепатит та залишкові явища цього захворювання.	токсичних впливів.	

Таблиця 1.2 Аналіз діаграми та інтерпретація результатів
Меридіан жовчного міхура «VB»

Меридіан	Підвищення показників меридіана	Зниження показників меридіана	Розкид показників
Меридіан жовчного міхура «VB» Додаткові симптоматич-ні прояви: 1. При надмірності: захворювання горла, почуття повноти у шлунку, гіркота у роті, нудота, головний біль, припухлість щік, шиї, підборіддя із почервоніння шкіри, безсоння, підвищена збудливість, біль та судоми в області стегна, гаряча на дотик зовнішня поверхня стопи. 2. При недостатності: захворювання очей,	1. Надмірна функціональна активність або наявність запальних явищ в цьому органі. 2. Тимчасове збільшення активності з'являється після вживання жирної, смаженої та гострої їжі, яєчного жовтка, жовчогінних засобів. 3. «Пік» на меридіані печінки та жовчного міхура може означати наявність симптомів холециститу. 4. Відсутність «піка» на печінці означає просте функціональне порушення. 5. "Пік" на меридіані	Зниження показників меридіана трапляється досить рідко і вказує на застійні явища (гіпокінезію) жовчного міхура та зростає загроза утворення жовчного каміння. Несприятливою ознакою є зміна «піка» "VB" на його "запад" – це означає структурні зміни та втрата функціональної активності жовчовивідних шляхів. Відсутність жовчного міхура (холецистек-томія) не завжди супроводжуєть-ся зниженням	Розкид правих та лівих показників меридіана «VB» може спостерігатися у пацієнтів з великою кількістю каменів у жовчному міхурі та при гострій закупорці жовчовивідних проток. Існує загроза гангренозних змін та необхідність невідкладного оперативного лікування. Проте такі зміни спостерігаються та при харчових отруєннях, що супроводжують-ся вираженою дискінезією жовчного міхура.

припухлість підколінної ямки, жовтяниця склер, припухлість стоп, слабкість, занепад сил, набряклість суглобів нижніх кінцівок, блювота жовчю, пітливість уночі, сонливість, тяжкі, глибокі зітхання, запаморочення, слабкість у ногах.	печінки, жовчного міхура та підшлункової залози означає значну патологію - холецисто-панкреатит.	функціональної активності меридіана «VB». Це вказує на хороші компенсаторні можливості жовчовивідної системи і суворої погодинної дієти в прийомі їжі.	

Таблиця 1.3 Аналіз діаграми та інтерпретація результатів
Меридіан легень «Р»

Меридіан	Підвищення показників меридіана	Зниження показників меридіана	Розкид показників
Меридіан легень «Р» Додаткові симптоматичні прояви. 1. При надмірності: підвищення температури тіла, пітливість (гарячий піт), гаряча на дотик долоня, дзвінкий кашель, що супроводжується болем, велика кількість мокротиння, біль у ділянці спини, плеча, напруга м'язів плеча, бронхіальна астма, тонзиліт. 2.При недостатності: озноб, оніміння та похолодання рук, холодний піт, змінний колір обличчя, хриплий кашель,	Надлишок меридіана «Р» спостерігається, коли існує «навантаження» на дихальну систему. 1. При запальних респіраторних захворюваннях (ГРЗ, бронхіт, запалення легень). 2. При алергічних реакціях, що супроводжуються бронхо-спастичними явищами. 3. Наявність шкідливих речовин у вдихуваному повітрі (промислові забруднення). 4. Уповільнено-му хронічному процесі або внаслідок перенесених	Зниження («запад») показників легень «Р» зустрічається: 1. Після перенесених запальних захворювань з порушенням структури паренхіми легень. Це може формувати серцево-легеневу патологію. У таких випадках спостерігається і зниження показників правих відділів серця. У пацієнтів є скарги на біль за грудиною, задишку, непереноси-мість фізичних навантажень. 2. Зниження роботи "Р"	Виражений розкид показників каже про одностороннє переважання патологічних процесів, що зачіпають, відповідно, праву або ліву легеню (якщо один показник знаходиться в нормі). Інтерес становлять випадки, коли один із показників перевищує норму, а другий перебуває у зниженому стані. При цьому можна говорити про компенсаторні процеси, коли здоровий орган бере на себе навантаження і

нежить, сухість у горлі, кожний зуд, запаморочення, безсоння, біль у ділянці ключиці та грудної клітки.	запальних захворювань (спостерігаються деякій час після хвороби).	спостерігається у курців зі стажем. 3. Зниження показників спостерігається у спортсменів при тривалій відсутності адекватних фізичних навантажень та в осіб, які раніше займалися спортом.	замінює недостатню функціональну активність ураженого парного органу, витягуючи загальні показники системи до норми.

Таблиця 1.4 Аналіз діаграми та інтерпретація результатів
Меридіан товстого кишечника "GI"

Меридіан	Підвищення показників меридіана	Зниження показників меридіана	Розкид показників
Меридіан товстого кишечника "GI" Додаткові симптоматичні прояви. 1. При надмірності: Запор, біль та здуття в ділянці живота, сухість в роті, головний біль із запамороченням, озноб, біль у плечі, передпліччях, пальцях рук, нестерпність тепла, напруга м'язів шийно-потиличної області. 2. При недостатності: бурчання у животі, почуття слабкості у руках, стан покращується у теплі, почервоніння задньої стінки	Підвищення показників цього меридіана: 1. При посиленні функції моторики. Супроводжується симптоматичними проявами у вигляді бурчання у животі, метеоризму та проносу. 2. Рідше свідчить про запальні процеси товстого кишечника — коліт, переймоподібні болі в животі, смердючий рідкий стілець та ін. 3. Наявність поліпів у товстій кишці. 4. Атипова нижньодолева пневмонія. Причиною роздратування брижі товстого кишечника є запалення нижньої частки	Зниження показників спостерігається у разі: 1. Порушення моторної і всмоктувальної функції товстого кишечника (зниження моторної функції — запор, а всмоктувальної функції — пронос). 2. Висока зашлакованість. Спостерігаються зміни показників печінки у бік гіперфункції. Рекомендується дієта з підвищеним споживанням рослинної клітковини. 3. Іншими причинами порушення роботи	Виражений розкид показників правого та лівого в меридіані досить рідко може свідчити про різну функціональну активність висхідного та низхідного відділів «GI», набагато частіше такий стан зустрічається при гострих отруєннях, апендицит, проведення лікувальних маніпуляцій, що різко змінюють роботу кишечника (сифонні клізми, колоноскопія та ін.).

горлянки, запаморочення, невеликий кашель, почуття тривоги, пронос, висипання, свербіж.	легені, прилеглої впритул до діафрагми. На діаграмі у такому разі спостерігається гіперфункція товстого кишечника "GI" з гіперфункцією легень.	товстого кишечника можуть бути захворювання шлунка, підшлункової залози, жовчного міхура та тонкого кишечника, 4. При одночасному зниженні показників меридіана товстого кишечника та легень часто спостерігаються дегенеративно-запальні процеси на шкірній поверхні, висипання неясної етіології, порушення росту нігтів, підвищене випадання волосся на голові (алопеція).	

Таблиця 1.5 Аналіз діаграми та інтерпретація результатів Меридіан шлунка «Е»

Меридіан	Підвищення показників меридіана	Зниження показників меридіана	Розкид показників
Меридіан шлунка «Е» Додаткові симптоматичні прояви 1. При надмірності: висока температура тіла, здуття живота, відрижка, запор, підвищена кислотність, підвищений апетит, спазматичні болі у шлунку, тріщини губ, болі передньої поверхні стегна, гомілки, коліна, висип, напруга м'язів передньої частини шиї, болі у грудях. 2. При недостатності: депресія, млявість, часте позіхання,	1. Підвищення показників меридіана шлунка спостерігається при посиленні моторної функції шлунка, що є нормальним станом після їди і родовжується приблизно дві години після їди. 2.Постійний "пік" на меридіані "Е" вже є ознакою гастриту. Болі в епігастрії, непереносимість гострої та смаженої їжі, нудота, печія. Гіпермоторно-гіперсекреторний гастрит часто є ричиною розвитку виразкової хвороби шлунка та виразки цибулини	Зниження показників меридіана «Е» спостерігається при пригніченні моторної функції шлунка, що проявляється почуттям тяжкості в епігастральній ділянці, переповненості шлунка після їди, постійною відрижкою тухлим. По відношенню до меридіану підшлункової залози «RP» можна зробити висновок про фон кислотності гіпомоторного гастриту (гіперсекреторний – при підвищенні «RP» і гіпосекреторний – при зниженні). Зниження правого показника меридіана "Е"	Особливу насороженість викликають показники з великим розкидом між правим та лівим значеннями в меридіані "Е". Знижений лівий показник пов'язаний з порушенням роботи кардіального сфінктера шлунка. При слабкості кардіального сфінктера виявляються скарги на печію, відрижку кислим, відбувається закидання шлункового вмісту назад у стравохід, що нерідко є причиною

бурчання в животі, блювота після їди, пронос, знижена кислотність, втрата апетиту, почуття переповнення шлунка, набухання слизової носоглотки, слабкість ніг, червоне обличчя, припухлість повік, напруга м'язів плечового пояса.	дванадцятипалої кишки.	пов'язано із слабкістю пілоричного сфінктера шлунка, що нерідко є причиною виникнення виразки цибулини дванадцятипалої кишки.	езофагіту. Подібне розташування показників давала і діафрагмальна грижа. Розкид між правим та лівим показником меридіана «Е» спостерігається так само і при гострому харчовому отруєнні.

Таблиця 1.6 Аналіз діаграми та інтерпретація результатів
Меридіан підшлункової залози / селезінки «RP»

Меридіан	Підвищення показників меридіана	Зниження показників меридіана	Розкид показників
Меридіан підшлункової залози / селезінки «RP» Додаткові симптоматичні прояви. 1. При надмірності: нестійкий апетит, почуття переповнення у животі, запір, відрижка повітрям, біль та відчуття тяжкості в області підребер'я, нудота, болі в суглобах ніг та стопі, обмеження руху першого пальця стопи. 2. При недостатності: погане травлення, гази у шлунку, велика кількість випорожнень, біль у епігастральній	1. Надлишок меридіана "RP" спостерігається в нормі після прийому їжі та зберігається дві – три години. 2. Після вживання жирної, смаженої, гострої їжі, алкогольних напоїв міцністю вище 30º. «Пік» на меридіані «RP» зберігається до 4 – 5 годин. Цей стан наводить до розвитку запальних процесів у підшлунковій залозі. 3. Одночасне підвищення порушень у меридіані шлунка говорить про розвиток гастриту.	1. Недостат-ність меридіана "RP" зустрічається рідше, це порушення свідчить про зниження функціональної активності підшлункової залози. При цьому у пацієнта спостерігаються порушення, пов'язані з поганим перетравлен-ням та засвоєнням їжі. 2. Виражене зниження «RP» характерне для осіб з цукровим діабетом або які мають схильність до його розвитку (група ризику). 3. Одночасне поєднання	Розкид між правим та лівим значеннями в меридіані «RP» є ознакою вираженої дисфункції підшлункової залози Причому умовно можна виділити порушення у хвостовому відділі підшлункової залози – значення лівих показників, та дисфункцію головки підшлункової залози – праві показники. Схильність до цукрового діабету найчастіше виявляється в осіб з низькими показниками правого

ділянці, слабкість та оніміння ніг, венозний застій у ногах, шкірні захворювання, сонливість протягом дня.	4. Одночасне відхилення гіперфункції меридіана жовчного міхура свідчить про появу ознак холецистопанкреатиту.	зниження «RP» з порушеннями у меридіані шлунку характерно для гіпоацидного (зі зниженою кислотністю) гастриту.	значення в меридіані "RP".

Таблиця 1.7 Аналіз діаграми та інтерпретація результатів

Меридіан серця «С»

Меридіан	Підвищення показників меридіана	Зниження показників меридіана	Розкид показників
Меридіан серця «С» Додаткові прояви: 1. При надмірності меридіана: болі в області серця, плечі та передпліччя, підвищена збудливість, гіперемоване (червоне) обличчя, відчуття тяжкості в кінцівках та грудях, періодичне підвищення температури тіла, що супроводжу-ється відчуттям сухості у роті, відчуття переповнення у шлунку, жар у долонях. 2. При недостатності:	1. У нормі функціональна напруга виникає при фізичному навантаженні, прийомі кофеїновмісних препаратів. 2. Захворюван-ня серцево-судинної системи. У молодих людей до 25-28 років пік на «С» частіше викликають міокардити, кардіоневрози, нейроциркуля-торні дистонії. У людей старше 40 років це наслідок атеросклеротич них процесів судинного русла та порушення постачання міокарда.	Зниження показників меридіана «С»: 1. У нормі спостерігається рідко та може виникати після надлишкових для організму фізичних навантажень, зловживання та передозування седативних препаратів 2. Серцево-судинні захворювання, що супроводжують ся зниженням функціональ-них можливостей міокарда виявляються стійким та значним "западінням" показників "С" (міокардіо-дистрофії,	Розкид показників каже про: 1. Нестабільну роботу серцево-судинної системи (нейроциркуля-торна дистонія). 2. Якщо такі самі розкиди показників одночасно спостерігаються на меридіані судин (перикарда) - це означає серйозну патологію порушення в роботі серця та судин (виражена ішемія, інфаркт, інсульт, тромбоз). 3. При відхиленні правих значень

серцебиття, задишка при фізичному навантаженні, бліде обличчя, пригнічений стан, почуття туги, страху, похолодання, оніміння внутрішньої поверхні плеча, запаморочення через недостатність кровообігу.		наслідки інфаркту, тривалі ішемічні розлади).	«С» слід звертати увагу на стан меридіана легень. 4. Відхилення лівих показників меридіана "С" оцінюється разом із станом меридіана судин (перикарда). 5. Одночасні відхилення у всіх трьох взаємопов'язаних меридіанах серця, судин та легень вказують на виникнення патології у серцево-судинній та легеневій системах — формування кардіо-респіраторного синдрому.

Таблиця 1.8 Аналіз діаграми та інтерпретація результатів

Меридіан тонкого кишечника «IG»

Меридіан	Підвищення показників меридіана	Зниження показників меридіана	Розкид показників
Меридіан тонкого кишечника «IG» Меридіан «IG» відображає стан тонкого кишечника, активність якого тісно пов'язана та залежить від роботи всієї травної системи (Меридіани "RP", "E", "VB", "F", "GI"). Порушення вищезазначених органів системи травлення впливають на стан тонкого кишечника «IG». Додаткові прояви: 1. При надмірності: біль у ділянці пупка та нижньої частини живота, біль у задній	1. Гіперфункція «IG» в нормі спостерігається через 1,5 – 2,5 години після їди, слідом за гіперфункцією шлунка і передує підвищенню активності товстої кишки. 2. Стійке підвищення спостерігається при захворюваннях органів травного тракту: шлунка, підшлункової залози, жовчного міхура, печінки, коли є синдром подразнення тонкого кишечника. 3.Такий же стан характерний для запальних захворювань (ентерит).	1. Гіпофункція «IG» в нормі може спостерігатися через 2,5 – 3 години після їди. 2. Виражене та стійке зниження показників «IG» відбувається під час розвитку захворювань, що ведуть до ураження функцій тонкого кишечника, зниження або повної втрати його перистальтики (інтоксикації, наслідки отруєнь, перитоніт, спайкова хвороба).	Значний розкид між правим та лівим показником в меридіані «IG» зустрічається при гострому отруєнні. Виражене підвищення правого значення в меридіані «IG» свідчить про гострий стан (загострення) хвороби виразки цибулини дванадцятипалої кишки, при цьому спостерігаються характерні зміни показників підшлункової залози (гіперфункція) та шлунку (зниження правих значень).

49

стороні плеча та передпліччя, кривошия, судоми м'язів шиї та потилиці, біль у ділянці шиї, потилиці, скронь, дзвін у вухах, запір. 2. При недостатності: сабкість верхніх кінцівок, відчуття холоду у них, набряклість в області нижньої щелепи та шиї, шум в вухах, зниження слуху, зменшення маси тіла, пронос, нудота та блювання.	4. Пік меридіана «IG» з одночасним підвищенням показників підшлункової залози та зниженням правих відділів шлунка - ознака загрози розвитку виразки цибулини дванадцятипалої кишки. 5. Одночасне підвищення значень IG з меридіаном товстого кишечника говорить про наявність ентероколіту.		

Таблиця 1.9 Аналіз діаграми та інтерпретація результатів
Меридіан сечового міхура «V»

Меридіан	Підвищення показників меридіана	Зниження показників меридіана	Розкид показників
Меридіан сечового міхура «V» Додаткові прояви. 1. При надмірності меридіана «V»: часте сечовипускання, болючі спазматичні прояви з боку сечостатевої системи, болі та напруження м'язів спини, болі у хребті, болі та спазми м'язів нижніх кінцівок, головний біль у лобовій та потиличній областях у момент напруги, надмірна сльозогінність та біль в очах, кровотечі із носа. 1. При недостатності:	1. Гіперфункція спостерігається в нормі при переповненому сечовому міхурі та зберігається 20 - 30 хвилин після його спорожнення. 2. Стійка гіперфункція виникає після прийому сечогінних засобів (лікарські препарати, настої трав, чаї). 3. Виражене і тривале збереження стану надлишку «V» відзначається при запальних процесах у сечовому міхурі та сечовивідних шляхах (цистит, уретрит), інфекційних та	1. Зниження показників «V» у нормі трапляється рідко, хоча може відзначатися через деякий час, коли після тривалого утримання сечового міхура в переповненому стані відбувається його спорожнення. 2. Патологічні стани пов'язані з хронічними тривало поточними захворюваннями сечовивідної системи: сечокам'яна хвороба, хронічний простатит, приховані інфекційні процеси	Розкид показників правого та лівого меридіанів системи «V» відзначається при вираженій дисфункції сечового міхура (гостра затримка сечі, аденома простати, травматичні ушкодження, уролітіаз).

рідкісне, але рясне сечовипускання, набряклість і припухлість у сфері статевих органів, гіпотонія м'язів потилиці та хребта, слабкість м'язів спини, нерухомість стегна, тяжкість та слабкість у нижніх кінцівках, малорухомість у пальцях стопи, запаморочення.	асептичних запальних процесах (уролітіаз, мікролітіаз – так званий «пісок»), травматизація слизової оболонки сечоводів та сечового міхура. 4. Пік показників «V» з'являється і при порушенні відтоку сечі (спазми сфінктера сечового міхура, аденома простати, закупорка уретри сечовими камінням).	сечовивідних шляхів. 3.Виражене западання показників «V» відзначається при атонії сечового міхура внаслідок порушення іннервації після перенесених інсультів, травматичних ушкоджень попереково-крижового відділу хребта.	

Меридіан сечового міхура «V» разом із меридіаном нирок «R» представляють сечовидільну систему. У чоловіків обидва ці меридіани пов'язані так само зі станом репродуктивної (статевої) функції. Репродуктивна функція жіночого організму пов'язана з гормональною системою та визначається станом меридіана щитовидної залози. Окремо взятий меридіан V показує стан функціональної активності сечового міхура.

Таблиця 1.10 Аналіз діаграми та інтерпретація результатів
Меридіан нирок «R»

Меридіан	Підвищення показників меридіана	Зниження показників меридіана	Розкид показників
Меридіан нирок «R» Стан меридіана «R» поряд з меридіаном сечового міхура відображає роботу сечовидільної системи у жінок та сечостатевої системи у чоловіків. Додаткові прояви 1. При надмірності: відчуття тяжкості та в ногах, ступні на дотик теплі, біль у ділянці попереку, крижів, внутрішньої частини стегна, незвичайний приплив енергії, відчуття хвилювання, збільшення сексуальної потенції, рідкісне	Підвищення показників меридіана «R»: 1. У нормі спостерігається при споживанні великої кількості рідини, прийомі сечогінних препаратів, трав'яних засобів, чаїв. 2. Патологічно стійке підвищення значень "R" відмічено при запальних захворюваннях нирок (нефрити, гломерулонефрити, висхідна інфекція сечостатевих шляхів). При розвитку сечокислого діатезу, порушенні концентрацій-	Зниження показників меридіана «R» в нормі практично не зустрічається, але може з'являтися внаслідок ефекту «маятника» після різкого короткочасного підвищення функціонально-го навантаження (закінчення дії сечогінних засобів, синдром відміни препаратів, що стимулюють роботу нирок). При патології нирок знижене значення зустрічається під час тривало поточних захворювань	Нирки є парними органами та здатні компенсувати порушення роботи другої половини. 1. Однаково високі (або низькі) показники говорять про виразність та сформованість патологічних порушень. 2. Виражена різниця правого та лівого показника меридіана "R" з'являється в період нестійкої роботи, перебудови системи, раптового зростання функціональ-ного

сечовипускан-ня, сеча темного кольору, сухість в роті, нудота. 2. При недостатності: слабкість, млявість, почуття страху, нерішучість, відчуття холоду в ногах, ступні на дотик холодні, прискорене сечовипускан-ня, сеча із специфічним запахом, рясне потовиділен-ня, почуття оніміння та слабкості в ногах, розлад функції кишківника, зниження сексуальної потенції.	ної функції, підвищенні ризику утворення сольових відкладень та сечового каміння. Одночасно з гіперфункцією нирок спостерігається зниження показників меридіана сечового міхура. На фантомі незважаючи на гіпофункцію сечовий міхур забарвлюється в червоний колір, що говорить про велику ймовірність асептичних запальних процесів внаслідок травматичного пошкодження слизової оболонки сечовивідних шляхів (різі при сечовипусканні).	сечостатевої системи у стадії ремісії. Виражене западання меридіана «R» спостерігається при ураженні нирок, що супроводжується морфологічни-ми змінами (діабетична нефропатія, клубочковий гломерулоне-фрит). Відзначено зниження меридіана «R» на тлі статевих надмірностей (перевантажен-ня) та розвитку функціональної імпотенції.	навантаження на нирки при різних компенсатор-них можливостях правого та лівого органу. 3. Уражений орган реагує зниженням показників на надмірне функціональне навантаження, а орган, що володіє великими компенсаторни-ми можливостями перебирає надмірну роботу і переходить в стан гіперфункції. З цієї причини лікувальний вплив необхідно надавати в першу чергу на нирку, що знаходиться в стані гіпофункції.

Таблиця 1.11 Аналіз діаграми та інтерпретація результатів
Меридіан перикарда (судинний меридіан) «МС»

Меридіан	Підвищення показників меридіана	Зниження показників меридіана	Розкид показників
Меридіан перикарда (судинний меридіан) «МС» Додаткові симптоматичні прояви. 1. При надмірності меридіана «МС»: біль у грудній клітці, болі у руках, головний біль із відчуттям припливів, почервоніння склер очей, поверхневий сон, дратівливість. 2. При недостатності: прискорене серцебиття, страх висоти з запаморочення-ми, депресія, стомлюваність, біль у животі, слабкість рук, відчуття	Надлишок показників меридіана «МС» спостерігається так само як і у меридіана серця, коли існує функціональне навантаження на серцево-судинну систему. 1. В нормі це відбувається при фізичному навантаженні, прийомі кофеїновмісних препаратів. 2. При розвитку захворювань виникає ефект так званих "ножиць". На тлі підвищених значень "МС" відбувається "западання" показників	Зниження показників меридіана «МС» само по собі малоінформативно. 1. Картина «гіпотензивно-го синдрому», зустрічається при гіпотонічних станах (одночасне зниження «МС» та «С»). 2. Поєднання «западу» меридіана «МС» спільно з піком на «С» характерно для нейроцирку-ляторної дистонії з тенденцією до зниження артеріального тиску.	За великої різниці правих і лівих значень в меридіані «МС» визначається нестабільна робота судин які мають у своїй стінці гладком'язові компоненти. З'являються скачки артеріального тиску, як у бік підвищення, так і бік падіння показників. Така картина характерна для нейроцирку-ляторної дистонії різного генезу. У цьому випадку напрямок терапевтичного впливу краще орієнтувати за станом меридіана серця.

тяжкості у грудній клітці, задишка, глибокий сон із великою кількістю сновидінь.	меридіана «С». Це нейро-циркуляторна дистонія з підвищеним артеріальним тиском (особи молодого віку). У людей з віком за 40 років – це розвиток гіпертонічної хвороби на фоні атеросклеротич-них процесів аорти та коронарних судин. 3. При одночасному надлишку показника по меридіанам «С» та «МС» йдеться про «Гіпертензій-ний синдром» та наявність підвищеного артеріального тиску.		

Меридіан Перикарда (Судинний меридіан) «МС» тісно пов'язаний з роботою каналу Серця і відображає стан серце-во-судинної системи з великим ухилом на судинну складову. Він показує загальну тенденцію реагування судинного русла, компенсаторні можливості та адекватність роботи системи загалом. Ізольована оцінка "МС" не проводиться, а для отримання висновків необхідно розглядати його взаємодію з іншими меридіанами.

Таблиця 1.12 Аналіз діаграми та інтерпретація результатів
Меридіан "Трьох обігрівачів" (нейроендокринна функція) "TR"

Меридіан	Підвищення показників меридіана	Зниження показників меридіана	Розкид показників
Меридіан "Трьох обігрівачів" (нейроендокрин-на функція) "TR" Додаткові симптоматичні прояви. 1. При надмірності: гіперемоване обличчя, біль у ділянці рук, лопаток, шиї, рясне сечовипускання, біль і дзвін у вухах, безсоння, дратівливість, непереносиміст ь спеки, гарячка з високою температурою, відсутність апетиту. 2. При недостатності: бліде обличчя, поверхневе дихання, непереносиміст ь холоду,	Підвищення показників: 1. Спостеріга-ється при сенсибілізації організму в осіб схильних або які мають схильність до алергічних реакцій (особливо часто спостерігається в весняний період). 2. Підвищення значень «TR» відбувається під час напруженого стану імунної та ендокринної системи. 3. У жінок «пік» на «TR» відзначається при запальних захворюваннях придатків (яєчників) та під час menses.	Зниження значень меридіана «TR» характерне для порушення захисно-пристосуваль-них механізмів в організмі людини, наприклад при падінні імунітету у весняно-зимовий період. Виражене падіння показників "TR" відбувається при тривало протікаючих хронічних захворюваннях, явних порушеннях у роботі ендокринної системи. У жінок зниження показників "TR"	Розкид показників меридіана між правими та лівими значеннями дозволяє говорити про порушення функціонування імунної та ендокринної системи. Крім того, різниця значень, визначає переважну сторону поразки придатків у жінок і вказує на порушення репродуктивної функції.

озноб, оніміння і слабкість рук та шиї, ослаблення слуху, психічна та фізична втома, знижене сечовипускання, сум, млявість.	4. Відзначено особливість стану «TR» під час вагітності – нормальний перебіг вагітності завжди супроводжуєть-ся високими показниками «TR». У разі загрози викидня, особливо на ранніх стадіях вагітності, показники «TR» значно знижуються.	є ознакою недостатньої функціональної активності яєчників. Особливу настороженість такі показники викликають у період menses або на фоні вагітності, що протікає, коли «TR» повинен перебувати у надмірному стані.	

Меридіан «Трьох обігрівачів» «TR» розглядається як система, що керує та координує роботу внутрішніх органів умовно розділених на три групи за анатомічною ознакою: органи грудної порожнини (легені, серце), черевної порожнини (шлунок, підшлункова залоза / селезінка, печінка, жовчний міхур, кишечник), органи області малого тазу та заочеревинного простору (сечовий міхур, нирки, статеві органи). Таким чином, меридіан «TR» відображає адаптаційно-пристосувальні можливості організму, ступінь надійності функцій управління та координації, які забезпечуються вегетативною нервовою та ендокринною системами. Тому зміни меридіана "TR" більшою мірою пов'язані з роботою ендокринної системи.

Також слід окремо відзначити особливість взаємодії гіпофіза (бічна проекція фантома) з іншими (нижчими) органами ендокринної системи (щитовидна залоза, надниркові залози, яєчники у жінок) за результатами досліджень на комплексі КЕС – 01. Неодноразово спостерігалося підвищення активності гіпофіза при падінні активності підпорядкованих ендокринних органів з подальшою нормалізацією останніх. Тому гіпофункція щитовидної залози, надниркових залоз, яєчників (у жінок) на тлі підвищеної активності гіпофіза є перехідним станом. Якщо функціональний стан нормалізується всі зацікавлені органи повернуться до нормальних показників, якщо патологія носить стійкий характер – підвищена гіпофізарна активність припиниться, а відхилення в ендокринних органах, що знаходяться нижче, збережуться.

Здатність методу об'єктивізувати за біофізичними параметрами точок акупунктури функціональний стан органів та систем визначають доцільність цього методу сканування для первинної профілактики різних патологічних станів організму.

Секція 6.
Загальні результати процесу Оздоровлення

Застосування інформаційної корекції запускає цілий комплекс відновлювальних ефектів, які досягаються без побічних дій та ускладнень. Інформаційний вплив слід проводити навіть без скарг. Якщо скарга є, то ми вже маємо справу з порушеннями у фізичному тілі. Немає скарги – це поки що інформаційне порушення. Своєчасне застосування інформаційного впливу дозволяє досягти позитивних результатів набагато швидше.

Ось найбільш загальні результати процесу оздоровлення:
- Відновлення енергетичного балансу;
- Поліпшення стану імунної та ендокринної системи;
- Зниження наслідків стресових впливів;
- Поліпшення стану нервової системи, боротьба з фобіями;
- Зниження хронічної втоми та відновлення нічного сну;
- Поліпшення стану при хронічних захворюваннях, а також при алергії, кардіологічних проблемах, діабеті, ожирінні, онкології та інших.

Застосування Енерго-інформаційної технології оздоровлення (ЕІТО) показано при будь-якому зниженні захисних сил організму. Особливо це корисно для дітей, що часто й довго хворіють, при затяжних бронхітах і пневмоніях, а також при важко піддающихся лікуванню інфекціях та інших. Також застосування ЕІТО показано за будь-яких стресових ситуацій, в яких ми постійно знаходимося, включаючи не тільки фізичні, а й емоційні та психологічні.

Сеанс оздоровлення триває приблизно півтори години і включає:

- комп'ютерне сканування функціональних параметрів організму,
- вибір коригуючої програми,
- запис коригуючої програми на жорсткий носій (ІЖН).

Тепер розглянемо по порядку кожну з наведених вище процедур.

У чому полягає процедура комп'ютерного сканування, ми розповіли вище. Можна лише додати, що діагностика визначається за біологічно активними точками на пальцях рук і ніг вздовж меридіанів і дозволяє отримати картину загальноенергетичного стану організму, визначити рівень функціональної активності окремих органів і всього організму в цілому. Важливим є підготовка до діагностики. Діагностику найкраще проводити вранці натщесерце, а якщо немає такої можливості, то не раніше ніж через 1,5-2 години після їди; до обстеження бажано випорожнити сечовий міхур та кишечник; не рекомендується проводити у жінок у критичні дні; не рекомендується проводити первинну діагностику раніше ніж через 3 доби після загальних впливів на організм пов'язаних з потужними випромінюваннями, прийомом алкоголю, проведенням лікувальних процедур, діагностичних заходів на тлі прийому лікарських та інших засобів, що впливають на роботу систем організму; дослідження не проводиться у стані психічного збудження. До виміру необхідно зняти кільця, годинники та металеві прикраси; не можна давити, терти, часто чіпати зону виміру пальцем. Після проведення вимірювань результати, як було вже сказано вище, подаються у вигляді діаграми, кольорограми, таблиці значень, кольорових фантомів, текстових функціональних висновків та цифрових показників. Слід зазначити, що хоча отримані результати відображають енергетичний стан організму, вони допомагають також виявити патологію на фізичному рівні.

Наступна процедура в оздоровчому сеансі – це вибір коригуючої програми. Безперечним фактом є те, що всі процеси, що відбуваються в нашому організмі, виконуються за певною програмою, робота всіх органів взаємопов'язана і підпорядкована певному ритму. Ми можемо також припустити, що існують деякі стандартні програми, які наказують нашій найскладнішій системі, яка називається людським організмом, як функціонувати в ідеалі. А всі наші хвороби – це відхилення від ідеалу. Спираючись на цей постулат, були розроблені прилади, в яких була записана ця стандартна програма. При взаємодії організму та приладу відбувається порівняння ідеальної програми приладу з наявною на даний момент в організмі. У разі відхилення від заданих параметрів, відбувається вибір коригуючої програми з інформаційного банку даних, причому індивідуально для конкретної людини. Як переносники інформації використовуються магнітні поля, для цього в приладі є енергоджерело для створення магнітних полів. Для посилення передавального ефекту використовуються правильні геометричні фігури, наприклад, піраміда, до якої підключається прилад. У правильних геометричних фігурах відбувається вирівнювання магнітних полів Землі, що посилює ефект передачі. Слід зазначити, що перебування у полі піраміди приносить організму певні дивіденди. Крім вибору коригуючої програми, піраміди можна вважати унікальними регенераторами життєвої сили. Перебування людини всередині піраміди сприятливо впливає на психоемоційний стан, сприяє підвищенню імунітету. Поліпшується склад крові, нормалізується тиск, стихають головні болі, прискорено гояться переломи кісток, опіки, рани, а також ушкодження, пов'язані з операціями, радіотерапією та пухлинами, поліпшення сну та самопочуття після операції та опромінення, сповільнюється процес старіння. І багато іншого. Для досягнення гарного результату взаємодії двох енергетичних об'єктів – піраміди та людського тіла, людина, яка перебуває в піраміді, має бути спокійною та розслабленою. Усі проблеми рутинного життя мають бути залишені за порогом піраміди. Тільки позитивний настрій та позитивні емоції. Для цього в Центрі

маємо у нашему розпорядженні спеціально підібраний му-
зичний супровід. Сеанси пірамідо-терапії у поєднанні з от-
риманням коригуючої інформації, дають хорош і результати
оздоровчого характеру.

Наступний етап комплексного сеансу з оздоровлення –
це запис коригуючої програми на жорсткий носій (ІЖН).
Жорсткий носій – це тонка платівка харчового олова, мож-
ливо з вкрапленнями міді та срібла. Коригуюча програма на
носій записується в його рідкій фазі. Потім, після затвердін-
ня, твердий носій (ІЖН) прикріплюється до тіла на 1,5-3см.
нижче за середину правої ключиці (як правило) лейкопла-
стирем. ІЖН носять 6 днів на тиждень. Один день дається
організму на відпочинок. Інформація з носія зчитується та
передається організму зі струмом рідини (крові та лімфи).
Відповідно до цієї інформації в організмі відбуваються оздо-
ровчі зміни. У зв'язку з тим, що коригувальна інформація
запитується самим організмом, це виключає внесення до
носія непотрібної (негативної) інформації. При носінні ІЖН
слід уникати жорстких електромагнітних випромінювань,
які можуть пошкодити інформацію в носії.

Секція 7.
Механізми впливу Інформаційних Гармонізаторів

Інформаційні гармонізатори – це технічні вироби, які використовуються з метою постійної корекції керуючої програми життєдіяльності організму. Підсвідомість людини через магнітне поле отримує доступ до інформації, записаної в кристалах блоку гармонізатора, після чого вмикається процес самозцілення. Усі матеріали, які застосовуються при виготовленні Гармонізаторів, не мають шкідливих випромінювань, стандартні та не шкідливі для людини. Базовою основою всіх Інформаційних Гармонізаторів є Інформаційний Модуль або його інша назва – Блок пам'яті (БП). Він являє собою набір кристалів, де в міжатомних структурах кристалічних грат цих мінералів за спеціальною технологією записана інформація про оздоровлення людини. Банк інформаційних програм може виготовлятися один (1), чотири (4), двадцять шість (26) і двісті шістдесят (260) блоковий. В одноблочному «банку» є повна основа всіх програм управління життєдіяльністю складових частин організму. Однак їх надходження до організму людини відбувається послідовно. Тому, наприклад, програма з розчинення каменів у жовчному міхурі не може одночасно працювати з програмою лікування гінекологічної сфери. Цей недолік усунено застосуванням багатоблочних інформаційних банків.

Інформаційні гармонізатори підключаються до випромінювача. Випромінювачем може бути алюмінієва фольга або спеціальна тканина з вплетеними мідними або срібними нитками. Випромінювач накладається на відкриті частини тіла: шлунково-кишковий тракт, голову, поперек або інші місця, де необхідно прибрати біль, зробити коригування та відновлення. Режими впливу та тривалість їх застосування залежать від складності порушення програми життєдіяльності. Час одноразової дії 60 хвилин. Для більш складних випадків можливе проведення 2-4 впливів протягом доби або під час нічного сну. Приладами можна скористатися для лікування за допомогою води. Вода є ефективним переносником інформації. В цьому випадку можна приймати душ, або робити ванни для ніг. Приймаючи душ або ванну, Ви отримаєте не лише фізичне очищення, але й знімете емоційне навантаження. А найголовніше те, що ваша підсвідомість увімкне механізм самооздоровлення. З інформаційного блоку вода доставить у ваш організм необхідну інформацію. Підключення банку інформації до водопровідної системи покращує смакові якості води, усуває хвороботворні мікроорганізми, а в системі опалення усуває процеси забивання її окалиною та окисним шламом.

Розглянемо деякі механізми впливу приладу на організм людини.

- Аналгетичний (протибольовий) ефект

Багато захворювань супроводжуються больовим синдромом. Механізм ліквідації болю складний. Одним з його елементів є вироблення в організмі людини спеціальних речовин, що знімають біль. Застосування приладу дозволяє виробляти ці речовини і рекомендується при болях будь-якого походження (травми, запальні процеси та ін.).

- Антивірусний та антибактеріальний ефект

Процес придушення вірусної та бактеріальної інфекції заснований на інформаційному блокуванні програм розмноження та розвитку вірусів та бактерій.

- Антионкологічний ефект

Виникає як результат дії загально-відновної інформаційної програми, що активно протидіє виникненню та розвитку онкологічної програми (програми розмноження атипових клітин).

- Антистресовий (загальнорегулюючий) ефект

Застосування інформаційного гармонізатора (ІГ) показано при симптомах астенії, втоми, загальної дратівливості, порушенні сну; при неправильному харчуванні; споживання екологічно забруднених продуктів, води, повітря; фізичної, розумової чи психічної перевтомі; дії інтенсивних електромагнітних та інших геофізичних та геохімічних полів (як природних, так і техногенних), радіаційного випромінювання; конфліктних ситуаціях у сім'ї та соціальному колективі; у разі виникнення складних життєвих колізій; у період одужання від будь-яких інфекційних та неінфекційних захворювань; при надмірному вживанні алкоголю, лікарських препаратів, токсичних та наркотикоподібних речовин; після хірургічних операцій та у онкологічних хворих.

- Архітектурно-каркасний ефект

Ефект усунення порушень фізичного розташування органів, тканин та систем щодо стандартних місць їх розташування. Дуже ефективний при одночасному проведенні спеціального мануального масажу.

- Жарознижувальний ефект

Інформаційний гармонізатор (ІГ) ефективно використовується для зниження високої температури тіла при будь-яких захворюваннях. При цьому динаміка зниження високої температури тіла вигідно відрізняється від динаміки при медикаментозному лікуванні, оскільки температура знижується плавно, і організм, особливо серцево-судинна система, встигає адаптуватися (пристосуватися) до нових умов. При медикаментозному зниженні температура може різко впасти (критично).

- Імуномодулюючий ефект

Застосування ІГ показано при будь-якому зниженні захисних сил організму, також при гуморальному та клітинному імунодефіцитах у часто і довго хворіючих дітей, при затяжних бронхітах і пневмоніях, тривалих проносах, реци-дивуючих та хронічних глистяно-паразитарних захворюван-нях, інфекціях репродуктивної (статевої) системи, що важко піддаються лікуванню, та інших.

- Косметичний ефект

ІГ нормалізує гормональний статус, покращує гемоди-наміку та трофіку шкіри та її дериватів, що дозволяє здійснювати корекцію проблемних місць та проводити профілактику старіння шкіри.

- Кровоспинний та трофічний (тканезагоювальний) ефекти

Цей ефект дозволяє використовувати ІГ як швидку долікарську та першу лікарську допомогу при травмах і кро-вотечах, якщо останні не вимагають накладання джгута, а також для лікування свіжих ран, що довго не гояться трофічних виразок м'яких тканин будь-якої природи, ерозій та виразок шлунка, дванадцятипалої, тонкої та товстої киш-ки.

- Протиалергічний ефект

Внаслідок роботи ІГ в організмі активізується продукція спеціальних клітин та біохімічних речовин, що знижують підвищену чутливість організму хворого до харчових про-дуктів та інших алергенів. Це дозволяє успішно застосовува-ти його за будь-яких алергічних захворювань. Більш розгор-нуту інформацію про алергічні захворювання розглянемо нижче.

- Протизапальний ефект

Внаслідок взаємодії з приладом-гармонізатором регуля-торна система мобілізує захисні сили організму на боротьбу з вірусами, бактеріями та іншими збудниками, що спричи-нили запалення; різко збільшується кількість необхідних клітинних елементів крові, які здійснюють фагоцитоз (по-жирання спеціальними клітинами збудників інфекції);

відбувається "вимивання" з міжклітинного простору та клітин токсинів, які виділяються вірусами та бактеріями. Одночасно стимулююча інформація призводить до активізації клітинного та гуморального імунітету, чим досягається швидша ліквідація та видалення з організму причини запалення. Завдяки такому впливу ІГ успішно використовується як при місцевих запальних процесах (фурункули, карбункули, рани, що нагноилися, та інші), так і при різних інфекційних захворюваннях (гострі респіраторні інфекції, грип, ангіни, запальні захворювання бронхів, легенів, серця, сечостатевої системи, вірусні гепаті. та інші).

- Протинабряковий ефект

Забезпечується судинним ефектом дії ІГ, а саме: збільшенням діаметра вен, посиленням венозного відтоку та лімфотоку. Завдяки цьому ефекту ІГ використовується при набряках на кінцівках, пов'язаних із захворюваннями вен, серцевою патологією, порушеннями лімфообігу, хворобами сечовидільної системи, укусами комах та ін. Позитивний результат може з'явитися через 5-10 хвилин від початку сеансу.

- При порушенні роботи судинної системи

Найчастіше порушення регуляції просвіту судин проявляється їх спазмом. Апарат відновлює регуляторну здатність вегетативної нервової системи, що призводить до розширення спазмованих кровоносних судин: посилюються артеріальний приплив, венозний відтік та лімфообіг. Рекомендується застосування апарату при набряках (у тому числі алергічних), забитих місцях, крововиливах у м'які тканини для їх швидкої ліквідації, а також при таких серйозних захворюваннях, як інфаркт міокарда, порушення мозкового кровообігу, при ішемічній хворобі серця, атеросклерозі, гіпертонічній хворобі, варико вен, тромбофлебіті та ін. За допомогою ІГ спазм знімається не тільки з м'язів кровоносних судин, але і з м'язів гладком'язових органів (наприклад, стравохід, шлунок, жовчний міхур, кишечник, матка, сечовий міхур і т.д.), а також зі скелетних м'язів.

- Реанімаційний ефект

ІГ з успіхом використовується при втраті свідомості, непритомності, шоці, гострому порушенні мозкового кровообігу, нападі бронхіальної астми, гіпертонічному кризі, алкогольному та наркотичному отруєнні та інших невідкладних станах у порядку долікарської та першої лікарської допомоги.

- Судинний ефект

Гармонізатор покращує кровообіг в судинній системі, сприяє відкриттю запасних кровоносних судин для ділянок тіла або органів з недостатнім кровообігом. Стабільне розширення просвіту судин сприяє зростанню нових дрібних кровоносних судин (колатералі), що дуже важливо для ділянок тіла і органів, де раніше сталася закупорка кровоносних судин або утворився рубець. Застосування ІГ показано також при всіх захворюваннях, первинно не пов'язаних із судинною системою, але при яких судини страждають вдруге і це погіршує перебіг основного захворювання.

- Ефект нормалізації обміну речовин

Під впливом роботи ІГ відбувається нормалізація жирового, вуглеводного, білкового та мінерального обміну речовин. Тому використання ІГ у вигляді моно-або комплексної терапії показано при захворюваннях, пов'язаних з порушенням обміну речовин, наприклад, при ожирінні, атеросклерозі, подагрі, захворюваннях суглобів та інших.

- Ефект нормалізації гормонального статусу

За допомогою ІГ вдається досягти нормалізації роботи залоз внутрішньої секреції. Тому гармонізатор показаний для використання в ендокринологічній практиці, наприклад, при захворюваннях щитовидної залози, цукровому діабеті та інших гормональних дисфункціях.

- Ефект руйнування каменів у жовчних шляхах та нирках

Робота ІГ призводить до відновлення саморегуляторних процесів в організмі, відновлюється нормальний біохімічний склад жовчі та сечі, тому прилад з успіхом застосовують при жовчно-кам'яній та сечокам'яній хворобах.

- Ефект розслаблення гладкої та скелетної мускулатури

За допомогою ІГ спазм знімається не тільки з м'язів кровоносних судин, але і з м'язів гладком'язових органів (наприклад, стравохід, шлунок, жовчний міхур, кишечник, матка, сечоводи, сечовий міхур і т.д.), а також зі скелетних м'язів. Тому ІГ успішно використовується при спазмах гладком'язових органів, при захворюваннях скелетних м'язів, порушеннях постави, сколіозі, остеохондрозі.

Слід також звернути особливу увагу на фобії, на які страждає великий відсоток людства. Це яскраво виражений нав'язливий, панічний страх, наприклад, відкритого чи замкнутого простору, висоти, нешкідливих тварин чи іншого об'єкта, що в більшості людей надмірного страху не викликає. Окреме місце серед фобічних розладів займають соціальні фобії, тобто страхи, пов'язані з громадським життям (страх виступів, страх через неможливість вчинити будь-яку дію при сторонніх і т.д.). Фобія часто узгоджується з депресією. Існує кілька різних теорій, що пояснюють виникнення фобії. Генетична теорія передбачає передачу фобії у спадок від батьків до дітей. До причин появи фобій також відносять певні стресові життєві ситуації, такі як втрата близьких, тяжка хвороба, розлучення, тощо. Будь-яка фобія – це невроз, вірніше, його різновид. А невроз – це складна штука. Фобічні стани – одні з тих, які не піддаються лікуванню методами традиційної медицини, коли відверто треба "лікувати не хворобу, а хворого". Тому що якщо у людини (точніше, у її несвідомого) є якась прихована ПОТРІБНІСТЬ у неврозі того чи іншого виду – то нерідко його можна тим чи іншим методом позбавити однієї фобії, але "вилікувавшись", він практично тут же набуває фобію іншу. Чому це відбувається – розберемо трохи нижче, коли говоритимемо про те, "звідки взагалі беруться" фобії в найяскравішому і "справжнім" їхньому прояві – з тремтінням рук, нападами паніки, холодним потом та іншими ознаками. Інша назва – нав'язливі страхи. Між простим страхом і нав'язливим є суттєва різниця: при фобії людина, як правило, розуміє, що її страх нічим не обумовлений і навіть безглуздий, але при цьому не перестає боятися. Різновидів фобій дуже багато. Але чи можна позбутися фобії і як це зробити? Розглянувши механізм фобій можна дійти висновку, що відбувається порушення керуючої програми індивідуального свідомості, яку необхідно відновити впливаючи описаної вище методикою.

А тепер детальніше розглянемо що таке Алергія. Вона, поряд з іншими захворюваннями, займає одне з перших місць у світі. Відразу треба сказати, що алергія за великим рахунком — це не захворювання, а захисна імунна реакція. Імунокомпетентні клітини (головним чином, лімфоцити) внутрішньоутробно «знайомляться» з антигенною будовою власних клітин і тканин, і вже надалі, в період життя людини, імунокомпетентні клітини не допустять в організм нічого, що відрізняється в цьому відношенні (тобто вірусів, бактерій, хімічних та біологічних речовин). Ця, неадекватна, імунна відповідь — це і є алергічна реакція, яка клінічно проявляється свербінням, висипаннями на шкірі, змінами з боку крові, нежиттю, задухою і навіть анафілактичним шоком. Тобто, як і при першому варіанті, коли сформувалася потрібна для організму імунна пам'ять про інфекцію, при другому варіанті також створюється подібна пам'ять, і повторне влучення алергену в організм знову може спричинити неприємні (і навіть фатальні) алергічні реакції. Алергія – стан, який теоретично при сучасному рівні розвитку медицини невиліковний. Причиною цього вважають широке застосування антибіотиків та інших лікарських препаратів. Бурхливий розвиток хімічної промисловості та пов'язана з цим поява великої кількості синтетичних матеріалів, барвників, пральних порошків та інших різноманітних виробничих та побутових речовин, багато з яких можуть бути алергенами, – також один із факторів поширення алергічних захворювань. Для успішного лікування алергії необхідно встановити першопричину її виникнення! Постійне збільшення алергічних захворювань у світі дедалі більше хвилює людей. На жаль, традиційна медицина вважає алергічні захворювання невиліковною патологією, тобто людина все життя повинна уникати контакту з алергенами. Якщо вона все ж таки зіткнувся з ними, то змушена пити антигістамінні препарати, а, в деяких випадках, і гормональні препарати. Найчастіше контакту з алергеном просто неможливо уникнути. Людина не може не дихати пилком квітучих дерев, кущів, трав, що витає в повітрі. Люди, які мають алергію до домашнього пилу, контактують з ним цілий рік. Часто алергенами є різноманітні корисні харчові продукти (мед, полуниця, цитрусові…). А у алергиків з великим стажем часто самі антиалергічні препарати викликають алергію! Виникає питання: що робити? Все життя пити ліки, які не є нешкідливими для організму? Насправді, не все так безнадійно, певний вихід є. Є нетрадиційний погляд на алергічну патологію, є нові підходи до діагностики та лікування цієї групи хвороб. Звичайно, коли людина була змушена приймати гормональні препарати, повністю вилікувати її вже не вдасться, але покращити її стан можливо. Ми рекомендуємо застосовувати енерго-інформаційне відновлення, в результаті цього в організмі активізується продукція спеціальних клітин та біохімічних речовин, що знижують підвищену чутливість організму хворого на харчові продукти та інші алергени.

І останнє, про що мені хотілося б поговорити в цьому параграфі – це про холестерин. Доктор Костянтин Монастирський так охарактеризував цей хімічний елемент, що входить до складу нашого організму: «Холестерин критичний для життя: він є основним компонентом мембрани, яка оточує всі живі клітини, і базовим компонентом для синтезу жовчних кислот, стероїдних гормонів та вітаміну D. Холестерин циркулює в крові та синтезується у печінці та деяких інших органах». Останнім часом вся офіційна медицина б'є на сполох про зростання серцево-судинних захворювань у світі. У цьому звинувачується кількісне зростання холестерину у крові. Давайте розглянемо це питання докладніше. В організмі людини міститься від 200 до 350 г ендогенного (внутрішнього) холестерину, який синтезується в печінці незалежно від складу їжі і не має жодного відношення до холестерину в тарілці. Обмеження харчових жирів та холестерину в раціоні дітей, підлітків, активних дорослих та літніх людей – одна з причин ускладнень у розвитку у дітей, передчасного старіння та хвороб у дорослих та ранньої смертності від дегенеративних хвороб у літніх. Процес значно прискорюється, коли знежирена дієта поєднується з ліками зниження холестерину.

Холестерин є основою для синтезу статевих гормонів (андрогену, тестостерону, естрогену, прогестерону). Безплідність, аменорея (відсутність менструацій), імпотенція, фригідність, ранній клімакс, хвороби сечостатевих органів – все це неминучі наслідки знежиреної дієти та ліків для зниження рівня холестерину. Холестерин – база для утворення жовчі, яка необхідна для перетравлення, засвоєння та асиміляції незамінних жирів із харчування. Недостатність жирів і харчового холестерину в дієті – основна причина, по-перше, підвищення рівня LDL (поганого) і зниження рівня HDL (хорошого) холестерину, по-друге, жовчнокам'яної хвороби та видалення жовчного міхура з досить прозаїчної причини – незатребувана жовч та каміння з жовчних солей. Холестерин у харчуванні відіграє важливу роль у підтримці нормального стану слизової оболонки кишечника.

Далі доктор Костянтин Монастирський у своїй статті про важливість холестерину зазначає, що у кожному грамі кори надниркових залоз міститься 100 мг холестерину. Навіщо так багато? «Коркова речовина надниркових залоз — життєво важливий орган. Вироблені ним стероїдні гормони, що синтезуються переважно з холестерину – кортикостероїдні гормони і в невеликій кількості статеві гормони, – беруть участь у регуляції обміну речовин та енергії. Різноманітний вплив кортикостероїдів на всі види обміну речовин, судинний тонус, імунітет та інше робить коркову речовину надниркових залоз найважливішою ділянкою життєзабезпечення організму в звичайних умовах і в умовах адаптації до різних стресів». У кожному грамі головного мозку та нервових тканин міститься 20 мг холестерину. Холестерин необхідний для нормальної діяльності серотониновых рецепторів у мозку. Дефіцит серотоніну пов'язують із депресією, агресивною поведінкою та тенденцією до самогубства. Вітамін D синтезується під впливом сонячного світла (UV-B) із холестерину. Вітамін D (і, відповідно, холестерин) необхідний для зростання та розвитку плоду та дитини, регенерації та мінералізації кісткових тканин, нормальної діяльності нервової системи, вироблення інсуліну, підтримки м'язового тонусу, регуляції мінерального обміну, підтримки імунітету, діяльності органів розмноження.

«Зміст холестерину в плазмі крові людини у нормі змінюється з віком. З 18-20 років настає поступове, але неухильне підвищення його концентрації в плазмі крові, що триває до 50 років у чоловіків і до 60-65 років у жінок, і досягає деякої постійної величини». «Типовий рівень холестерину коливається від 210 мг/дл. (міліграм на децилітр) у 20-річних до 280 мг/дл. у 60-річних». "Наші дані підтверджують раніше отримані відомості про більш високу смертність серед людей похилого віку з низьким рівнем холестерину і демонструють, що постійно низький рівень холестерину фактично збільшує ризик смерті". Викорінення холестерину з метою попередження серцево-судинних захворювань – це неправильна думка деяких фахівців від медицини. Чим старша здорова людина, тим у неї вищий рівень холестерину. Це так само аксіоматично, як Земля кругла. Сьогодні загальний рівень холестерину визначається сумою трьох компонентів: VLDL+LDL+HDL. Останній — HDL, або холестерин високої щільності, вважається «хорошим», тобто чим більше, тим краще для здоров'я. Тут також немає нічого хитрого. Якщо LDL ("поганий") холестерин синтезується в печінці і відправляється в кров'яне русло, щоб виконувати свої функції, то HDL холестерин повертається до печінки, щоб стати жовчю. Чим більше «хорошого» холестерину, тим більше жовчі.

У сучасній медицині для зміни рівня холестерину найбільш широко застосовуються препарати, що відносяться до класу статинів (statins), які у вигляді побічної дії сприяють міопатії (myopathy) — хворобі м'язової тканини, яка проявляється болями в м'язах та їх слабкістю. Тепер настав час нагадати вам, що найважливіша «м'язова тканина» в організмі знаходиться не в біцепсах і трицепсах, а у вашому серці. Саме в тому самому серці, заради порятунку якого пацієнти, власне, і приймають ці статини. Таким чином, виходячи з аналізу, проведеного доктором Костянтином Монастирським, можна побачити одну цікаву істину, що помилкою офіційної медицини є ігнорування того, що організм є цілісною системою. Намагаючись відновлювати одну функцію організму, медицина тим самим порушує цілісність керуючої програми, до якої включені вікові зміни роботи організму.

Секція 8.
Принципова схема
Інформаційних Гармонізаторів.
Експлуатація приладів

1. ІНФОРМАЦІЙНИЙ ГАРМОНІЗАТОР ІГ № 1
(Особистий, для постійного носіння)

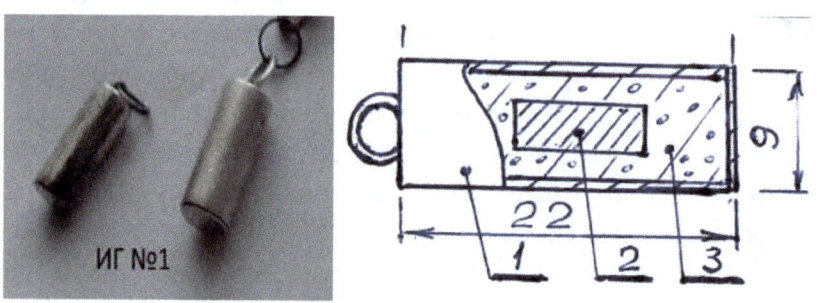

Цей прилад складається з:

1). Корпус. Можливе виготовлення із золота, срібла, мельхіору, міді, алюмінію, латуні, бронзи або нержавіючої сталі.

2). Постійний магніт для створення стабільного магнітного поля для перенесення інформації.

3). Інформаційний блок (банк інформації), який представляє набір кристалів, до якого входять: алмази, сапфіри та гірський кришталь.

4). Ізолятор (віск або подібні матеріали).

Інформаційний гармонізатор призначений для отримання підсвідомістю людини необхідної інформації з метою самосинхронізації керуючої програми життєдіяльності організму, систем та органів. Підсвідомість індивіда через магнітне поле отримує доступ до інформації, записаної в кристалах блоку гармонізатора, після чого включається процес самозцілення.

2. ІНФОРМАЦІЙНИЙ ГАРМОНІЗАТОР № 2 (ІГ-2), (Одноблочний, переносний)

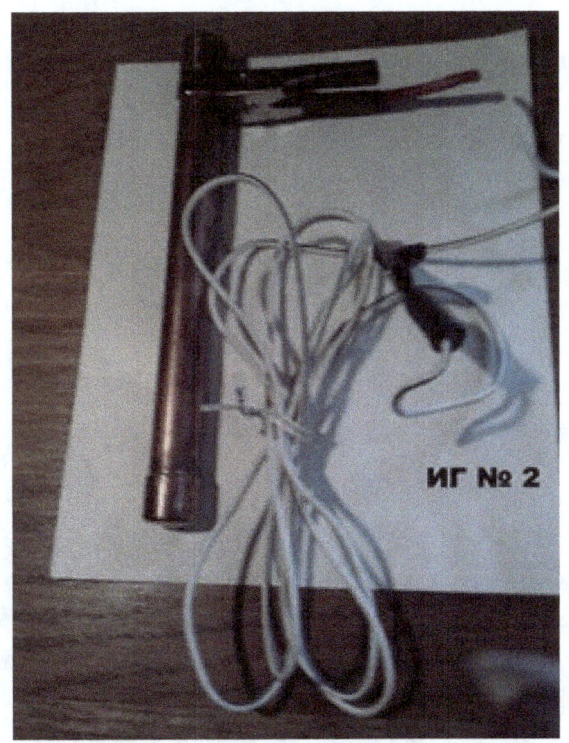

Принципова схема аналогічна Інформаційному Гармонізатору №1 (ІГ-1)

Відмінність у зовнішньому оформленні та розмірі постійного магніту.

1). Корпус. Можливе виготовлення з міді, алюмінію, латуні, бронзи чи нержавіючої сталі.

2). Постійний магніт для створення стабільного магнітного поля для перенесення інформації.

3).Інформаційний блок (банк інформації).

4).Ізолятор: віск або сплав ПС

3. ІНФОРМАЦІЙНИЙГАРМОНІЗАТОР № 2У (ІГ-2У)

Інформаційний Гармонізатор № 2У також одноблочний і призначений для використання в домашніх умовах як індивідуально, так і для всієї родини. Цей пристрій аналогічний до пристрою «Інформаційного Гармонізатора № 1 та № 2». Єдина відмінність у джерелі магнітного поля: в ІГ-2У замість постійного магніту використовуються батарейки (4 елементи типу АА).

Пристрій та принципова схема.

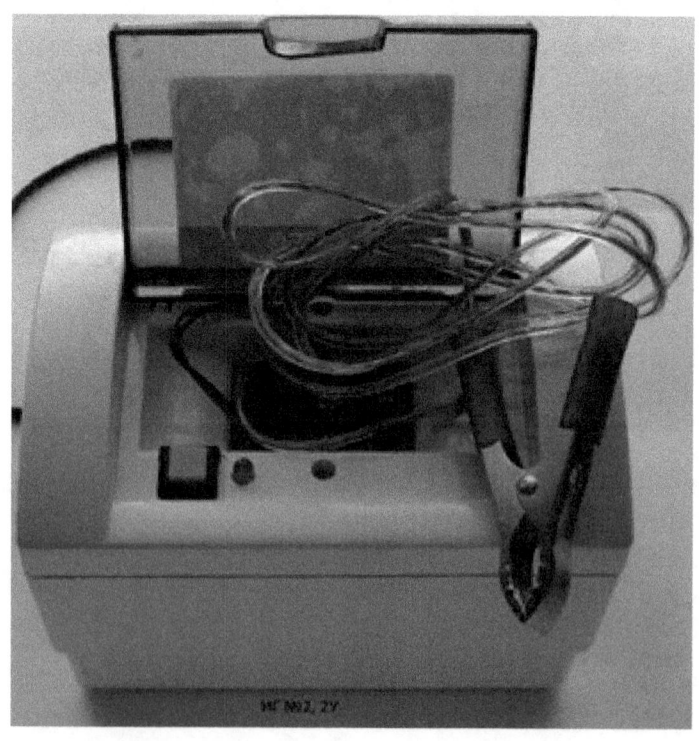

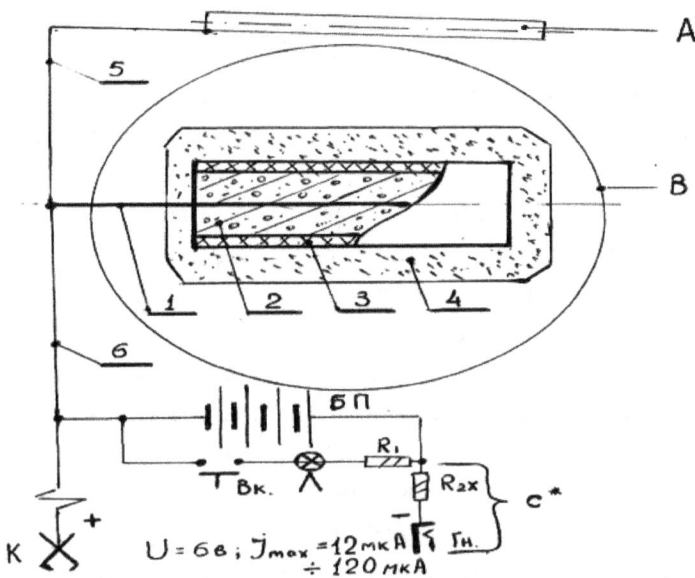

А. Блок стартової програми оздоровлення.

Матеріал для виготовлення: – алюмінієва фольга λ=0,1мм, диск поліетиленовий з феромагнітним покриттям (MF-2HD). Диск із фольгою згортається в трубку Д=8-15мм.

Б. Блок – інформаційний (банк інформації).

1) – Електрод мідний

2) – Зафіксований у гіпсі набір кристалів:

3) – Труба поліпропіленова

4) – Ізолятор – віск, медичний парафін, сплав для покриття сирів.

5) – Кабель багатожильний мідний

6)– Кабель багатожильний мідний для аудіосистем

БП – Блок живлення, 4е елементи типу АА (4х1, 5в).

Вк. – Вмикач (нормально відкритий).

Л – Індикатор світлодіодний

R1, R2х – Опір

К – Затискач типу «крокодил».

Гн-Гніздо під штекер "моно" Д = 3,5 мм.

Інформаційний гармонізатор ІГ-2 та ІГ-2У підключаються до випромінювача (опис випромінювача наведено вище). Випромінювач використовується для передачі програми відновлення здоров'я. У разі ножних ванн в тазик з водою кладуть випромінювач, це може бути кілька шарів алюмінієвої фольги, або алюмінієва, або мідна пластинка, і до випромінювача підключають прилад. У перший тиждень використання приладу треба починати зі щадного режиму – 30 хвилин, поступово доводячи дію до 1 години. Ці прилади також можна рекомендувати водіям великовантажних машин під час тривалих поїздок. Прилади приєднуються до металевих незабарвлених частин у кабіні машини, створюючи оздоровчу та сприятливу атмосферу для водія. Крім цього, ці прилади можна використовувати для оздоровлення питної води, прийняття душу або ванни. Гармонізатори приєднуються до незабарвленої металевої поверхні трубопроводу чи арматури системи водопостачання. Їх можна встановлювати приєднуючи до ручки вентиля, на кухні – під мийкою або у ванній – під раковиною підключаючи до металізованого шлангу. Отриманий ефект оздоровлення води:

1). Пригнічення присутньої у воді патогенної мікрофлори.
2). Усунення негативної інформації придбаною водою під час її транспортування до споживача.
3). Очищає воду від інформаційного впливу гербіцидів, хімічних добрив, інформації важких металів, сторонніх запахів. Усунення наведеної та зменшення впливу постійної радіації.

Миття овочів, фруктів, м'яса та ін харчових продуктів цією водою призводить до вищеописаних результатів. Отримана чиста та здорова вода – це гарантія здорового життя ВАС та ВАШИХ близьких. Пийте смачну та здорову воду з вашої водопровідної мережі.

4. ІНФОРМАЦІЙНИЙ ГАРМОНІЗАТОР № 6

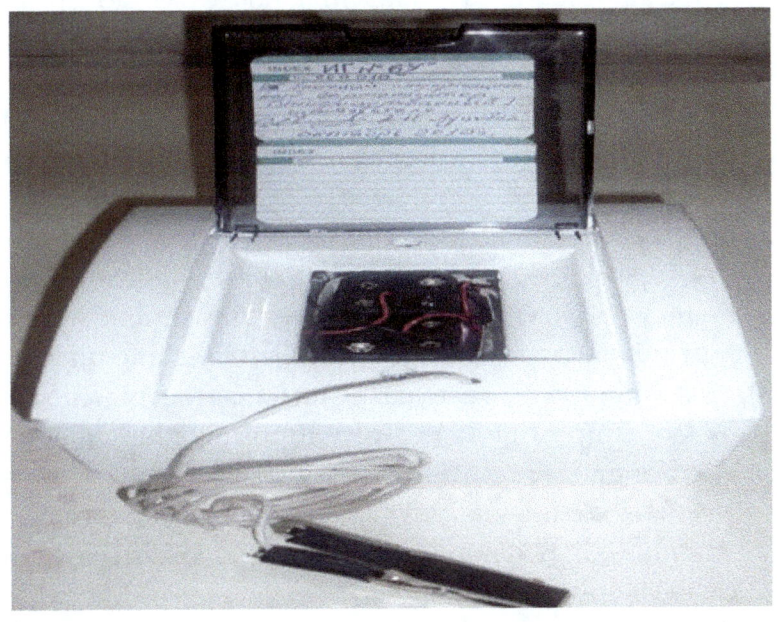

Пристрій Інформаційного Гармонізатора ІГ №6 аналогічно до пристрою Інформаційного Гармонізатора № 2У. Вони відрізняються кількістю Блоків пам'яті. У Гармонізаторі ІГ № 6 використовується 26 блоків замість одного в ІГ № 2У. В одноблочному «банку» також є повна база всіх програм управління життєдіяльністю організму. Проте надходження в організм людини відбувається послідовно, тобто. програми не можуть працювати одночасно. Зі збільшенням блоків пам'яті розширюється можливість одночасної роботи кількох програм. Тому ІГ №6 можна застосовувати як індивідуально для місцевого впливу, так і для більш широких цілей, а саме:

1). Кімната релаксації. Час сеансу 40-60 хвилин. Влаштування трубчастої конструкції з тонкостінних мідних, алюмінієвих, латунних труб по периметру приміщення з підключенням 26 блочного гармонізатора та додатковою акумуляторною батареєю.

2). Пірамідотерапія. Прилад підключається до правильних геометричних фігур типу піраміди. У піраміді створюється рівномірне магнітне поле, яке є переносником інформації від приладу до людини. Оскільки вибір коригуючої програми з інформаційного банку відбувається індивідуально, то під пірамідою одночасно можуть бути відразу кілька людей. Час перебування під пірамідою 30-60 хвилин. У разі серйозних порушень у здоров'ї під пірамідою із підключеним приладом можна перебувати під час нічного відпочинку.

3). Використання у басейнах. Гармонізатор підключається до випромінювача. Як випромінювач використовується алюмінієвий лист товщиною 1-2мм та габаритами 1м х 2м. Вода структурується, очищається від патогенної мікрофлори та вірусів. Включається процес самооздоровлення.

4). Індивідуальні трубчасті конструкції для ліжок. Можливість проведення процесу самовідновлення організму під час сну.

5). Підключення до фізіотерапевтичних приладів у домашніх умовах.

6). Можливе дуже широке застосування. Особливо при вірусних епідеміях, шляхом їх періодичного включення в будинках громадського користування або тубдиспансерах.

7). Спецконтури, контейнери та інші пристрої для розміщення в них зразків: металу, кремів, мазей, лікарських засобів, харчових продуктів, комплекси мікроелементів та вітамінів та багато іншого.

Інформаційний Гармонізатор №1 та №2 не вимагають заміни елементів живлення та досить прості в експлуатації. В Інформаційному Гармонізаторі №2У та №6 заміна елементів живлення проводиться через 1,5-2 роки експлуатації. Перевірка працездатності елементів живлення в Гармонізаторі №2У здійснюється натисканням кнопки. При одноразовому натисканні кнопки повинен загорятися світлодіод, якщо цього не відбувається або він горить тьмяним світлом, потрібно замінити елементи живлення. У зв'язку з тим, що як інформаційно-польовий ізолятор використовується віск або медичний парафін, забороняється встановлювати гармонізатор біля нагрівальних елементів з температурою понад 50°C. Прилади підключаються до випромінювача тільки через одну клему + або –, це дає можливість створення електромагнітного поля (ЕМ), що не створює перешкод руху рідини в тілі людини, а також створенню ЕМ поля ідентичного за потужністю параметрів самоіндукованого органами і системами. Термін використання приладів не обмежений.

Ці прилади успішно застосовують у оздоровчих центрах США. Прилади виготовляються під керівництвом доктора медицини Кузменок – Марголін, який відомий у різних країнах як видатний імунолог та невролог. Прилади – Інформаційні Гармонізатори прості та ефективні у використанні та без побічних ефектів. Є обмеження щодо використання для людей з кардіостимулятором. Час оздоровлення залежить від складності порушень та віку індивідуума. З практики помічено, що більшість клієнтів процес самовідновлення займає термін від 12 до 16 місяців. Насправді процес самовідновлення протікає набагато складніше. Не слід забувати, що матерія має інерційність, і миттєва заміна інформаційних програм не призведе до миттєвого лікування. А якщо ще порушена геометрія розташування органів і систем, то цей процес може затягнутися, тому важливість геометричного розташування органів та систем в організмі є також дуже важливим фактором.

Наскільки важливим є правильне геометричне розташування органів і систем в організмі розглянемо нижче на наведених малюнках. Численні симптоми, наприклад виразки шлунково-кишкового тракту, запальні процеси в статевій сфері, цукровий діабет, шизофренія та багато іншого), порушення програм роботи органів, тканин та систем пов'язані з порушеннями їх геометричного розташування в організмі. Порушення геометрії їх розташування відбувається поступово (протягом багатьох років) і залежить від негармонійних емоційних особливостей людини, що впливають на архітектурно-просторову побудову тіла з органів та систем. Будь-яке зміщення органів та систем закріплюється м'язовою та сполучною тканиною. В цьому випадку для відновлення здоров'я необхідний комплексний вплив: використання методики інформаційного та механічного впливу досвідченого мануаліста для переміщення органів у правильне положення.

На цих малюнках схематично показаний процес зміни геометрії польового архітектурного каркаса тіла людини, а відповідно і його вплив на зміну розташування органів та систем. На рис.1 показано стандартну архітектурно-каркасну будову тіла людини, у якій всі польові структури збігаються. На рис.2 показаний приклад порушення геометрії польового архітектурного каркасу, що призводить до порушення надходження до органів програм керуючих життєдіяльністю організму.

Будь-яке порушення програм геометрії розташування органів та систем, програм роботи органів, клітин та систем супроводжується фізичним закріпленням цього порушення в організмі. Це вірусні, бактеріальні, грибкові та ін поразки, це відмова в роботі органів і систем, це зміна геометрії органу або системи та зміна його розташування в організмі, це старіння організму.

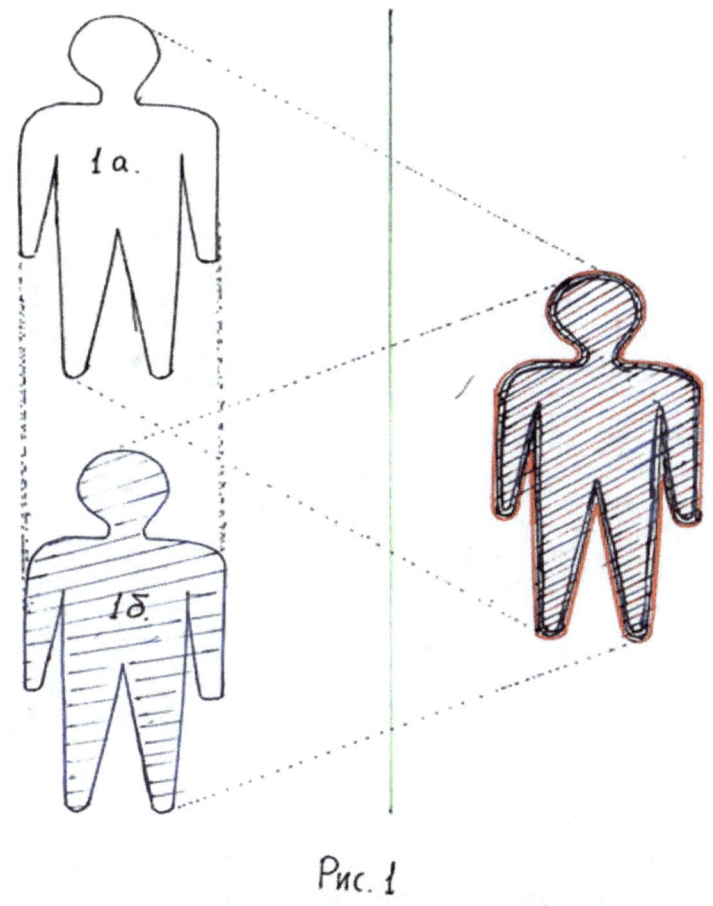

Рис. 1

1а – польова структура, що індукується з «0» простору для геометричної побудови клітинного тіла.

1б- польова структура самоіндукована клітинами, тканинами, органами та всім об'ємом фізичного тіла. У ній працює програма життєдіяльності.

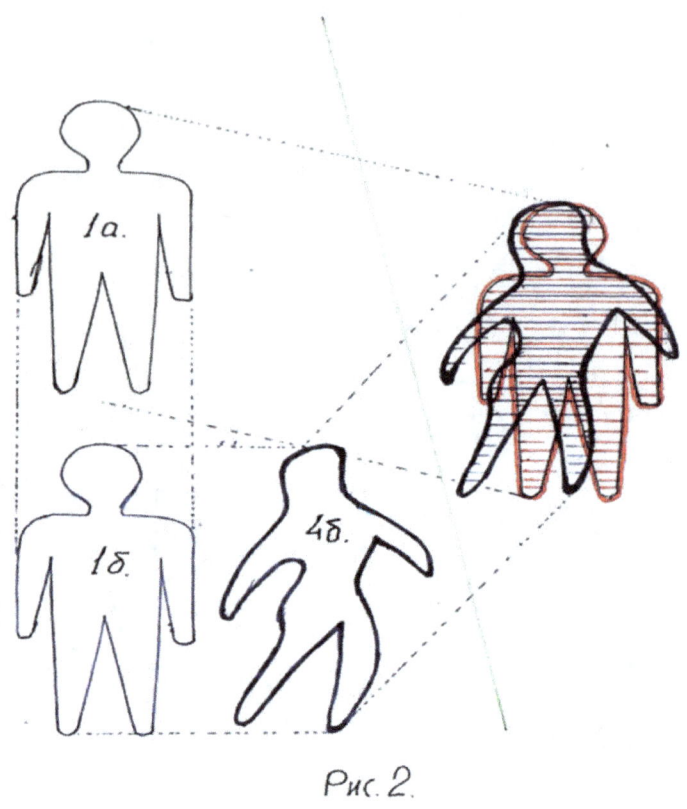

Рис. 2.

1а – інформаційна програма геометричної побудови тіла, поєднана з програмою управління роботою клітин, тканин, органів та систем.

1б – стандартна біполярна програма свідомості.

4б – це комплексна програма свідомості людини. Вона вносить корективи у програму роботи органів, систем, тканин та клітин тіла. Вона є основним джерелом всіх порушень фізіологічного стану організму.

1б, 4б – польова структура з програмою життєдіяльності індукується з «0» простору через інформаційну систему індивідуальної свідомості людини. Тут, у 0-просторі, алгоритм програми індивідуальної свідомості вносить свої корективи до програми життєдіяльності біологічного тіла.

В основі відновлювальних ефектів інформаційної корекції лежить фізіологічна оздоровча відповідна реакція організму, що призводить до максимально можливої гармонізації діяльності внутрішніх органів і систем. Застосування інформаційної корекції запускає цілий комплекс відновлювальних ефектів, які досягаються без побічних дій та ускладнень. А тому спектр оздоровчих показань дуже широкий. Технологічні особливості пристроїв «Інформаційні гармонізатори» та спеціально розроблена спрощена методика оздоровлення дозволяють ефективно застосовувати ІГ у побуті людьми будь-якого віку за мінімальних протипоказань та повної відсутності шкідливих побічних реакцій. Інформаційний вплив, у період ремісії хронічного захворювання чи патологічного процесу, може спричинити загострення. Якщо загострення відбулося, не слід хвилюватися і припиняти інформаційний вплив, «хвороба виходить назовні», необхідно продовжити роботу до його зняття або істотного зменшення.

Пропонована технологія відновлення цілісності роботи організму не вимагає великих фінансових і тимчасових витрат. Виключає прийом більшості лікарських препаратів та БАДів. Щоправда, щодо виправлення геометрії розташування органів та тканин, зцілення відбувається повільно і потребує допомогу досвідченого мануаліста, який допоможе прискорити ці процеси.

Тут ми не можемо не відзначити, що ось у цій складній, взаємозалежній системі симбіозу форм матерії, їх геометричного розташування в організмі, інформаційних програм життєдіяльності, медицина починає лікувати якийсь орган (симптом), не розуміючи того, що захворювання цього органу є наслідок порушення цілісності керуючої програми життєдіяльності. Тому ми впевнені, що до лікування фізичного тіла, потрібно привести у норму інформаційну програму, що керує роботою організму. Технологія допомоги організму для самовідновлення цілісності тканин і органів залежить від причини їх порушення.

Секція 9.
Техніка роботи з програмою свідомості

Вище викладене стосується застосування технологічних прийомів та приладів для відновлення здоров'я. Але не слід забувати, що для оздоровлення організму дуже важливу роль відіграє наша свідомість та наші думки. Коли ми зосереджуємося на думці, думка стає реальністю, тому що наш організм трансформує думку в дію. Тому негативні думки та відчуття гальмують або блокують (свідомо чи несвідомо) ці процеси, і якщо ви бажаєте запустити цілющі процеси свого організму, то ви повинні негативні думки просто забрати з вашої свідомості. Під впливом слова чи фрази виникає стресорна реакція, що залучає всі системи організму – від мозку до кожної клітини тіла. Наприклад, слово, пов'язане з негативною психічною емоцією, через орган слуху сприймається корою головного мозку, потім інформація про нього у вигляді сигналів надходить у відділи, що є нижче – лімбічну систему і гіпоталамус. Активність гіпоталамуса збільшується і впливає на обмін речовин в організмі. Таким чином, послідовно залучаються в процес, розпочатий словом, як ендокринна система, так і тканини тіла, порушуються показники внутрішнього середовища, порушується їх сталість, що, у свою чергу, вже може призводити до виникнення хвороб. Ось приклад істинної єдності «духу та тіла».

Для ініціації програми оздоровлення слід зробити кілька простих кроків. Необхідно нейтралізувати негативну роботу розуму, відчуття провини, роздратування, гніву. Для цього треба користуватися словами, що несуть позитивний заряд, позитивно мислити, зробити свою особистість люблячою та прощаючою. Наступний крок – необхідно подумки дослідити хворобу, яка вас турбує. Для цього можна використовувати уявний екран, щоб побачити і відчути хворобу, щоб сфокусувати цілющі енергії там, де потрібно. Потім необхідно швидко стерти образ вашої хвороби та відчути себе абсолютно зціленим. Уявіть свободу та щастя, які дає лише міцне здоров'я. Затримайте цей образ, відчуйте його, насолоджуйтесь ним, думайте, що заслужили його, зрозумійте, що тільки в цьому стані ви відповідаєте вимогам, які до вас висуває природа. Секрет полягає у феноменальній силі людської підсвідомості. Підсвідомість людини набагато сильніша за людський розум. Підсвідомість здатна вирішувати проблеми, вишукувати необхідні ресурси, створювати нові можливості, моделювати сприятливе для людини майбутнє та багато іншого! На додаток до розумової роботи зі свідомістю можна як підсилювач, застосовувати Гармонізатор.

Особливу складність є відновлення здоров'я за наявності спадкових чи інших не менш небезпечних захворювань. Звернемося, наприклад, до питання онкологічних захворювань. Онкологічні захворювання це тема, яка цікавить все людство. Згідно зі статистикою ВООЗ (Всесвітня організація охорони здоров'я) із загальної кількості людей, які отримали такий діагноз, 30 – 35% нібито оздоровлюються і продовжують жити. Іншим не допомагає ні хіміотерапія, ні оперативне втручання, ні опромінення. У чому ж причина? А причина в тому, що онкологія – це негативна програма внесена і передана в поколіннях, що і призводить до різноманітних грубих порушень програми життєдіяльністі організму. Щоб організм самостійно усунув онкологію (злоякісну пухлину) необхідно нейтралізувати процес передачі негативної програми індивідууму. Нейтралізація таких програм проводиться у світі інформації. Для допомоги організму в повному усуненні порушень викликаних онкопрограмою потрібно тривалий час відновлення, не менше 2-х років і більше. Організм сам проводить процес апоптозу атипових клітин, розбирає пухлини та метастази. Онкопрограма – це програма війни в організмі між двома типами клітин. Нейтралізація цих програм призводить до припинення воєнних дій та до приведення кількості атипових клітин до норми. Протягом усього часу лікування відбувається перебудова біохімічної роботи організму. У період розбирання «молекулярних каркасів» пухлин та метастаз, а це відбуватиметься протягом кількох років, відбувається порушення нервових закінчень, а тому можливі болючі симптоми. У цей період змінюватиметься біохімічний склад крові та, особливо в період проходження апоптозу. Можлива втрата ваги (схуднення), організм, позбавившись пухлин, що ростуть, зменшить почуття голоду, а розібрані клітини переробить, що в результаті дасть стійке небажання вживання їжі. Найчастіше при активному процесі апоптозу відбувається підвищення температури тіла до 37,8 градуса. При дуже значних, в обсязі пухлинах і значних ураженнях тканин і органів метастазами можливий одночасно і оперативний та хіміотерапевтичний вплив. Але повне оздоровлення організму можливе тільки після нейтралізації програмних порушень і повторне народження індивіда з новою керуючою програмою. Це також стосується оздоровлення від цукрового діабету та багатьох вірусних захворювань.

Секція 10.
Відгуки клієнтів Центру

Milena, фізіотерапевт, Сполучені Штати Америки

Для відновлення здоров'я я регулярно протягом 3 місяців використовувала прилад Інформаційний Гармонізатор №2 (трубку). Це допомогло мені позбутися багатьох проблем зі здоров'ям. Мій холестерин і рівень цукру в крові були нормалізовані, і це дозволило мені припинити приймати таблетки. Моя п'ятирічна дочка мала звичай часто застуджуватися. Вона зазвичай хворіла 24 тижні з 52 річних. Тепер вона, як і я, використовує прилад-трубку щодня і навіть спить із нею. Після того, як ми почали використовувати прилад, вона перестала так сильно і так часто хворіти. Я працюю у клініці з літніми пацієнтами. Мій 93-річний пацієнт страждає на гострий артрит, особливо він відчував сильні болі в колінах. Я рекомендувала йому використовувати трубку. Він використовував прилад двічі на день по 30 хвилин вранці та ввечері, прикладаючи його до колін. Після третього разу він відчув значну допомогу. Після 2 тижнів пройшов біль і він зміг пересуватися. Спершу 10-15 хвилин, а після 6 тижнів протягом 30 хвилин щодня. Він повідомив про суттєве покращення його настрою. Його депресія пройшла, він почував себе щасливим та енергійним. У всіх, хто користується приладами Гармонізаторами, спостерігається покращення здоров'я, настрою і це відбивається на їх зовнішності. Вони починають виглядати молодшими. Я продовжую користуватися цим унікальним приладом і раджу всім моїм знайомим, хто турбується і дорожить своїм здоров'ям, наслідувати мій приклад і приклад моїх пацієнтів.

Світлана, перукар, Х'юстон, США

Я є клієнтом T&L Health Management Center вже більше року, коли познайомилася з методами оздоровлення організму за допомогою використання інформаційних Гармонізаторів (банків інформації). Мені ця ідея дуже сподобалася, оскільки знаю, що з часом наші органи від стресів входять у розбалансування, тобто. працюють не в тій вібрації, засмічуються, через що і виникають наші хвороби. Ще тибетські знахарі в давнину відкрили закони переміщення енергії в людському тілі, які залежать від збалансованості роботи всіх органів. А надлишок чи нестача енергії у різних каналах викликає хвороби та хронічну втому. За час користування інформаційними Гармонізаторами я відчула себе набагато здоровішою людиною у свої 60 років, а ще рік тому у мене була анемія, тому що за останні кілька років я перенесла багато серйозних операцій з лікування зубів та відновлення імплантів із застосуванням загального наркозу (сім операцій). Зараз анемія позаду, покращився сон, пройшли головні болі, які виникали через мій гайморит, я ставила лікувальні плативки в область перенісся і все пройшло, крім того став гострішим зір. Ніжні ванни з використанням гармонізатора типу-2У вилікували хворі ноги. Крім того, накладання фольги з приєднанням гармонізатора моментально знімає біль у будь-якій частині тіла. Це я перевірила неоднаразово. Тому я дуже вдячна оздоровчому центру в особі Тетяни, що вона долучила мене до відновлення мого здоров'я.

Люба, вчитель, Х'юстон, США

Минулого року зі мною трапилося лихо. У мене виявили рак прямої кишки. Мені був призначений повний курс хіміо- та радіотерапії. Через знайомих я дізналася про цей центр альтернативного лікування. Я прийшла на прийом. Мені тут провели сканування на комп'ютері та підтвердили діагноз. Мені запропонували разом із запропонованим офіційним лікуванням проходити курс під лікувальною пірамідою, а вдома для продовження лікування застосовувати гармонізатор. Це дало мені можливість пройти важкий курс хіміо- та радіотерапії відносно легко та з мінімальними ускладненнями. Я продовжую підтримувати своє здоров'я за допомогою методики цього центру.

Лідія, банківський працівник, Х'юстон, США
Я також відвідую цей центр з дня його відкриття. У мене були великі проблеми зі шкірою обличчя. Протягом багатьох років я зверталася до лікарів та проводила курси лікування, але все було безуспішно. Тут у центрі в процесі комп'ютерного сканування визначилося, що маю проблеми зі шлунково-кишковим трактом, а звідси й ці проблеми з обличчям. Було запропоновано процедуру під пірамідою та пластиночки на тіло, які були виготовлені індивідуально для мого організму. Крім того я придбала обидва прилади, ІГ-1 та ІГ-2У. ІГ-1-кулончик завжди при мені. Якось у мене була нестерпна головна біль і мені порадили потримати кулон у роті, головна біль пройшла. Наступного разу у мене була знову якась проблема, я поклала кулончик за щоку і так і заснула, тримаючи його в роті, благо він на ланцюжку і я не могла його проковтнути ненароком. Вранці я вигукнула від подиву, зуби мої стали біленькі начебто тільки від дантиста після гігієнічної чистки. Другий прилад я підключила до крану, через який подається вода. Це також дуже сприятливо впливає на мій організм. Якось моя донька прийшла зі школи, мала підвищену температуру, було зрозуміло, що вона захворіла. Я зробила їй ванну з приладом і через якийсь час, вона відчула себе набагато краще, температура пройшла і наступного дня вона змогла підти до школи. Я дуже рада, що дізналася про цей центр. Я бажаю, щоб якомога більше людей дізналися та повірили наскільки ефективно допомагає цей метод у придбанні хорошого здоров'я та найголовніше без таблеток та інших медикаментозних засобів, які отруюють наш організм.

Соломонов А.Д., професор, доктор медичних наук. Росія

Я, разом із Луцевич А.Н. (засновником цієї методики, примітка автора), протягом 6 років працюю над науковим поясненням методу самовідновлення здоров'я і дійшов висновку, що у основі цього лежить самокорекція керуючих програм життєдіяльністю організму, його систем, органів та клітин. Застосування цих технологій дає добрі результати. Це підтверджується не лише на основі спостереження за зміною стану багатьох хворих, а й спираючись на свій особистий досвід. Протягом 30 років я страждав на алергію на пилок амброзії. Зазвичай з кінця серпня до листопада місяця у мене спостерігалися виражені симптоми алергії і з роками стан погіршувався, аж до бронхіоспазмів. З грудня 2010 року я застосовував необхідні технології і в 2011 році у мене не спостерігалося виражених симптомів, без прийому лікарських препаратів. Знаходжуся під наглядом головного алерголога краю професора, доктора медичних наук Уханової О.П. Вважаю, що в 2012 році я повністю позбавлюся алергії.

Романенко В.М., інженер, Україна

У центр я звернувся з діагнозом цукровий діабет, діабетична стопа, пересувався лише з сторонньою допомогою, було видалено по одному пальцю з обох ніг і планувалося подальше оперативне втручання. Щоденна потреба у інсуліні до 70 одиниць. Використання технології протягом 12 місяців призвело до того, що прийом інсуліну зменшився до 30 одиниць, рани загоїлися, діагноз діабетична стопа було знято. Зараз я нормально ходжу та веду активний спосіб життя, самостійно продовжую працювати з Інформаційним Гармонізатором.

Коноплянкін А. А. кандидат мед. Наук, Росія

У центр звернувся з діагнозом – аденома передміхурової залози з сечовивідною трубкою та нирковою недостатністю. Через 6 місяців аденома передміхурової залози зникла, відновилася робота нирок та сечовипускання, сечовивідна трубка відторглася. Продовжую відвідувати центр та самостійно працювати з приладами щодо самооздоровлення.

Пономарьова Г. А., домогосподарка, Україна

У центр я звернулася з міомою матки розміром 6,5 див. Через 6 місяців пухлина зменшилася до 0,5 см., продовжую відвідувати центр та використовувати гармонізатори в домашніх умовах.

Елісо, професор, доктор наук, онколог, Х'юстон, США

Мене як фахівця, що працює в онкології, зацікавило питання застосування методики інформаційного відновлення та Гармонізаторів в онкології. Я так розумію, що якщо запропонована методика та гармонізатори впливають на імунну та нейрорегуляторну системи, то можливість їх застосування в онкології дуже висока, особливо після проведеного хіміо- та радіотерапевтичного лікування. На жаль, мій візит до центру не був тривалим, тому що у мене виникла необхідність виїхати з Х'юстона, але я обов'язково ознайомлюся детально з цією методикою. Я так гадаю, що це технологія майбутнього.

Аділя, лікар фізіотерапевт, к.м.н., Х'юстон, США

Нещодавно я познайомилася із дуже цікавим методом відновлювальної медицини. Методика була презентована у центрі T&L Health Management Center Тетяною Мартін. Розроблено метод Ставропольським професором та має під собою чітку наукову базу. Презентація дає дуже ясне уявлення про технічне забезпечення методики, застосування її у різних аспектах відновлення людського організму. Я маю досвід роботи як лікар фізіотерапевт протягом 10 років і мене цей метод дуже зацікавив. Розробка цікава своїм регулюючим впливом на весь організм, збалансованим впливом на всі органи та системи без ушкодження ззовні, впливу препаратів або оперативних втручань. Дуже важливим є момент діагностики проблемних зон та подальший моніторинг їх до та після впливу, що проводиться за допомогою зазначеної методики, а також забезпечення індивідуального підходу до клієнта. Метод, заснований на біофізичному впливі природних факторів на регуляторні механізми людського організму, а саме на імунну та нейрорегуляторну системи, дозволяє досягти бажаних результатів за рахунок власних ресурсів організму. Усі маніпуляції проводяться без стресового впливу та сприятливо впливають на весь організм загалом. Це дозволяє боротися з такими проблемами сьогоднішньої людини, як хронічна втома, загальний занепад сил, а також багатьма іншими.

Тетяна, керівник центру, Х'юстон, США

Так, все, що тут сказано, це правда. Цю методику я спочатку перевірила на собі та можу з повною відповідальністю сказати, що це все працює. Під пірамідою я отримую такий заряд енергії, що після сеансу в душі співають птахи та розквітають троянди. Ця отримана інформація записується на жорсткий носій і кріпиться до тіла. Зверніть увагу, що ця інформація індивідуальна (це дуже важливо), яка підходить тільки вашому організму. Вже протягом багатьох років у мене щороку виникали сильні болі в ділянці грудини і далі нижче по всьому тілу. Зазвичай це тривало протягом місяця-півтора, а потім все проходило, і знову за рік все повторювалося. Обійтися без знеболювальних пігулок було неможливо. Цими пігулками я зіпсувала шлунок. Медицина лише розводила руками, а ось метод Луцевича мені допоміг. Я вже не говорю про коліна, поліпшення зору, лікування запальних процесів та зубного болю, без відвідування дантиста. З того моменту, як я почала застосовувати цю методику відновлення, я забула, як відкриваються двері в офіс лікаря. Хочу додати кілька слів про прилади, що виготовляються у центрі Луцевича. Вони унікальні, дуже прості у використанні та немає їм аналогів. Я теж постійно ношу кулон, це моя таблетка від усіх хвороб. Завдяки приладу ІГ-2У я п'ю хорошу, здорову воду та приймаю оздоровчі душ та ванни; я оздоровлюю шкіру обличчя і заспокоюю втомлені очі після тривалої роботи на комп'ютері, приймаю ванни для ніг і так далі. Причому, якщо кулончик – це індивідуальний прилад, то ІГ-2У можна використовувати для всієї родини. Насамкінець хочеться сказати: люди розплющте очі, побачте, що є щось інше крім таблеток і операцій, дайте можливість своєму організму самому зцілюватися і не заважайте цьому процесу.

Секція 11.
Висновок

На закінчення слід зазначити, що дана методика служить не для лікування будь-якої конкретної хвороби в тому сенсі, який розуміється в традиційній медицині та традиційному мисленні. Вона просто допомагає організму відновлювати керуючі програми. Оскільки ці програми є Енерго-інформаційні програми, то й відновлення (вилікування), і методи впливу теж будуть на енерго-інформаційному рівні. Відбувається природний процес регуляції роботи організму, а отже, немає побічних ефектів, що викликаються застосуванням хімічних препаратів. Не має значення, чим у цьому випадку хворий ваш організм, бо будь-яка хвороба – це просто порушення регулюючої програми. Тому ми говоримо, що цей метод універсальний і застосовується для людей будь-якого віку, включаючи дітей. Наш центр знаходиться в Техасі, місто Х'юстон, США. Ми проводимо консультації з усіх питань, викладених у цій брошурі, і у нас ви можете також придбати або замовити спеціальне обладнання, яке допоможе прискорити процес одужання. Ми думаємо, що здоров'я цього варте і будемо раді допомогти вам уникнути великих неприємностей у майбутньому. Живіть у Гармонії з простором.

У нас є веб-сторінка:

www.houstonhealthrestorationcenter.com

Закінчити цю брошуру хочеться словами засновника цієї унікальної методики, Анатолія Миколайовича Луцевича:" Пам'ятайте хвороб немає, а є порушення цілісності керуючої програми життєдіяльності організму впливом на нього будь-якої негативної інформації. Однак будь-яка негативна інформація, що викликає ці порушення, може бути прибрана з організму. Тому для лікування фізичного тіла потрібно лише привести до норми цю керуючу програму."

Секція 12.
Примітка A: Меридіани

A1 Меридіан шлунка

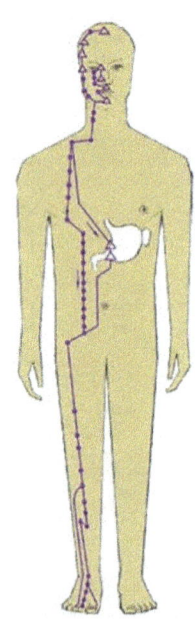

Меридіан шлунка починається нижче центру правого ока, йде вниз по центру горла, через груди, соски, живіт і пах, де він проходить по і вниз по зовнішній стороні центру ноги, по підйому, закінчуючись біля основи другого пальця ноги. Меридіан шлунка бере участь в роботі шлунка, стравоходу і дванадцятипалої кишки, а також в роботі репродуктивного, лактаційного, яєчникового і апетитного механізмів. Він також бере участь у менструальному циклі.

Дисбаланс на противагу балансу є ключовим розумінням дисгармонії в цьому меридіані. Все, що пов'язано з прийомом їжі і процесом її перетравлення, тілесними циклами, такими як сон, дихання, розумовий процес, гармонія тіла і координація, може бути ознакою дисгармонії меридіанів шлунка і селезінки.

Шлунок отримує харчування і передає харчову енергію в селезінку для розподілу. Млявість, слабкість, виснаження та проблеми з травленням пов'язані з дисбалансом у цій системі. Виразки, анорексія, розлад травлення, ожиріння, блювота, набряк живота, нервозність, примхливість, втрата рівноваги та відчуття самотності — все це ознаки дисбалансу.

A2 Меридіан жовчного міхура

Меридіан жовчного міхура починається від зовнішнього кута ока і простягається до зовнішньої сторони 4-го пальця ноги. Внутрішні гілки з'єднуються з шлунковим каналом (на щелепі) і каналом тонкого кишечника, а також з'єднують органи печінки і жовчного міхура.

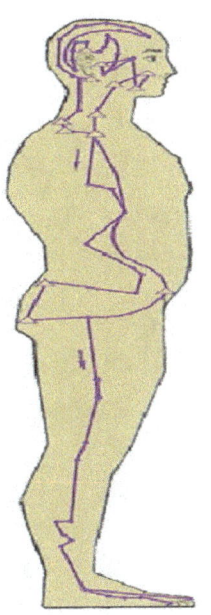

Меридіан жовчного міхура відіграє важливу роль у розподілі поживних речовин по всьому тілу та підтримці загального енергетичного балансу. Це досягається шляхом використання гормонів і секреції, таких як жовч, слина, шлункова кислота, інсулін і кишкових гормонів. Жовчний міхур впливає на якість і тривалість сну. Якщо жовчний міхур не працює належним чином, людина часто прокидається протягом ночі і не може знову заснути.

Симптоми дисбалансу меридіана жовчного міхура:

1. Головний біль (особливо мігрень), параліч обличчя, невралгія трійчастого нерва, спазм обличчя, скутість шиї, іпохондричний біль, ішіас, геміплегія та артрит.
2. Розлади жовчного міхура і печінки, включаючи гіркий присмак у роті, блювоту, камені в жовчному міхурі, холецистит і гепатит.
3. Нечіткість зору, поперемінний озноб і лихоманка, відчуття повноти в грудях, депресія або занепокоєння, нудота або блювота, і поганий апетит.
4. Проблеми з вухами, такі як шум у вухах, глухота, біль і свербіж у вухах.
5. Захворювання очей, включаючи кон'юнктивіт, атрофію зорового нерва, глаукому та короткозорість.
6. Психічні проблеми, включаючи неврози та істерію.

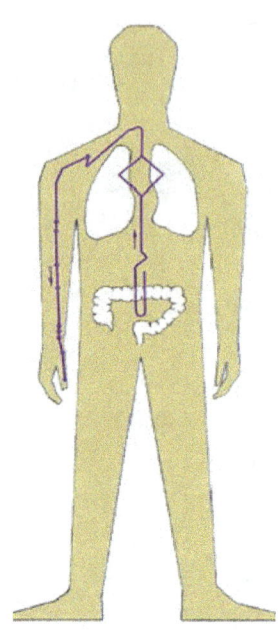

Меридіан легенів починається у середній частині порожнини тіла, потім спускається до товстої кишки та знову піднімається. Огинає вхідний відділ шлунка, проходить крізь діафрагму і входить у легені, які в основному і управляються. Далі через трахею виходить назовні у верхнього краю другого ребра, прямує до пахвової западини, проходить по внутрішній поверхні плеча, двоголового м'яза, по передпліччю, слідує піднесенню великого пальця і закінчується біля основи нігтьового ложа.

Меридіан легенів відповідає за поглинання енергії з повітря для підтримки функцій організму і підвищення його стійкості до зовнішніх впливів. Крім того, він бере участь у виведенні вуглекислого газу з організму в процесі видиху. Функція легенів-дихання. Вони разом з нирками беруть участь в регулюванні водного обміну, відіграють важливу роль в імунній системі і захисту організму від вірусів і бактерій. Легені контролюють потові залози і волосся на тілі, а також забезпечують шкіру вологою.

Меридіан легенів відповідає за емоції, такі як горе або смуток.

Симптоми дисбалансу меридіана легенів:

1. Задишка і поверхневе дихання, пітливість, втома, кашель, часті застуди та грип, алергії, астма та інші захворювання легенів.
2. Суха шкіра.
3. Депресія і сльозливість.

Меридіан сечового міхура почи-
нається у внутрішнього кута ока і закін-
чується біля основи нігтя п'ятого
пальця із зовнішнього боку.

Одна з його основних функцій —
сприяння виведенню сечі.

Меридіан сечового міхура тісно по-
в'язаний із середнім мозком, з систе-
мою нирок і гіпофізом. Крім того, він
пов'язаний з автономною нервовою си-
стемою, яка впливає на роботу репро-
дуктивних і сечовидільних органів.

Дисбаланс меридіана нирок / сечо-
вого міхура може проявлятися у ви-
гляді набряків, здуття живота, гострих
болів або утрудненого сечовипускання.

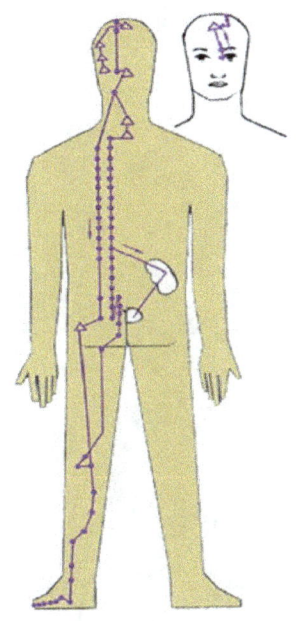

Якщо кровотік через нирки порушений, це може призвести
до високого кров'яного тиску або гіпертонії. Нирки відігра-
ють вирішальну роль у забезпеченні правильної роботи
шлунка, підтримуючи баланс рідини.

Сечовий міхур відповідає за виведення відходів рідини з
організму. Дисбаланс, пов'язаний з цією системою, може
проявлятися у вигляді депресії, нездатності справлятися зі
страхами. Такі симптоми, як сонливість, дратівливість, не-
спокій, тяга до солоного, вертиго, запаморочення, втрата
рівноваги, сухість у роті або надмірна слинотеча, можуть
свідчити про дисбаланс у системі нирок/сечового міхура.

Страх є емоцією, яка може викликати різні фобії. Такі
фобії можуть включати страх висоти, води, *людей, незнайо-
мих вражень, сексуальності*, обмежених просторів, темряви
або смерті.

Кістки підтримуються в здоровому стані за рахунок енергії, що виробляється нирками і сечовим міхуром. Сухе, ламке і посічене волосся, а також облисіння як у чоловіків, так і у жінок можуть бути також пов'язані з дисбалансом.

A5 Меридіан перикарду

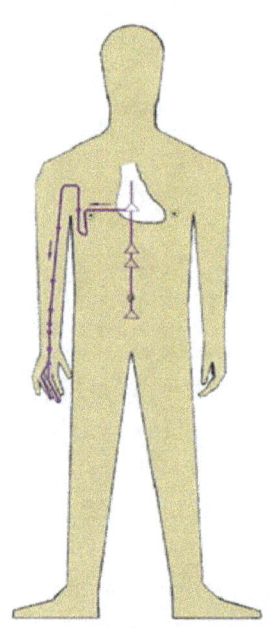

Меридіан перикарда починається від перикарда і в точці лао-гун на долоні розходиться на дві гілки. Одна з них на кінці третього, інша — на кінці четвертого пальців.

Меридіан перикарда діє як додаткова функція серця, пов'язана з кровоносною системою, яка включає Серцевий мішок, серцеві артерії та систему артерій і вен.

Перикард відіграє вирішальну роль у регулюванні кровообігу в основних кровоносних судинах, що входять і виходять із серця. Він має важливе емоційне значення, пов'язуючи фізичні та емоційні аспекти сексуальної активності. Зокрема, енергія перикарда пом'якшує первинну сексуальну енергію, що виходить з нирок, з всеосяжною любов'ю, що виходить з серця, сприяючи почуттям прихильності і пристрасті.

А6 Меридіан печінки

Меридіан печінки бере початок біля бокового краю основи нігтя великого пальця стопи, після чого проникає в печінку і жовчний міхур. У нижній частині грудної клітки від каналу відходить друга гілка, яка просувається вздовж трахеї та гортані до м'якого піднебіння, а потім до маківки. У ділянці печінки починається ще одна гілка меридіана; вона піднімається через діафрагму до легень та з'єднується з каналом цього органу. Проходить по другій (середній) лінії передньої поверхні ноги, по тилу стопи і закінчується біля зовнішньої поверхні великого пальця.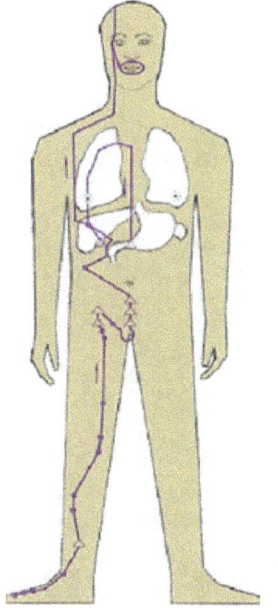

Меридіан печінки пов'язаний також зі шлунком, жовчним міхуром, легенями і головним мозком. Меридіан печінки відіграє важливу роль у зберіганні поживних речовин та енергії для фізичних навантажень. Крім того, він сприяє захисту організму від хвороб і виконує такі важливі функції, як постачання, аналіз і детоксикація крові для підтримки рівня фізичної енергії.

Печінка бере участь у плавній циркуляції енергії та крові по всьому тілу. Він регулює секрецію жовчі, очищає кров, пов'язаний з сухожиллями, нігтями і очима. Симптоми дисбалансу печінки включають:

1. Набряк грудей, менструальні болі, головний біль, дратівливість, невідповідний гнів, запаморочення, сухість, почервоніння очей та інші захворювання очей, тендиніт.
2. Емоції, такі як-гнів, образа, розчарування, дратівливість, гіркота, лють, запальність.

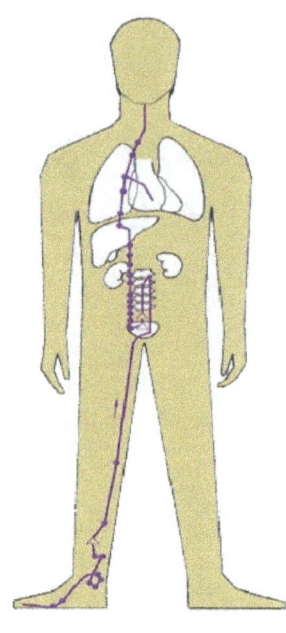

Меридіан нирок починається від точки юн-цюань, розташованої на підошовній западині, йде всередину до нирок. Від нирок проходить через печінку, діафрагму, легені. Тут зв'язується з меридіанами серця та перикарда.

Нирки є ключовим органом для підтримки життя. Нирки і легені беруть участь у водному обміні і диханні. Крім того, вони пов'язані з кістками, зубами, вухами та волоссям.

Цей Меридіан контролює дух і енергію в тілі. Він сприяє організму протистояти розумовому стресу, контролюючи секрецію гормонів, і, крім того, він допомагає в детоксикації і очищення крові.

Симптоми дисбалансу нирок включають:

1. Часте сечовипускання, нетримання сечі, нічна пітливість, сухість у роті, погана короткочасна пам'ять, біль у попереку, дисбаланс рН в організмі, дзвін у вухах, втрата слуху та інші захворювання вух, включаючи передчасну сивину, випадання волосся та остеопороз.
2. Емоції, такі як-почуття страху, слабка сила волі, невпевненість, відчуженість, ізоляція.

Меридіан селезінки та підшлункової залози починається біля внутрішньої основи нігтя великого пальця ноги. Він проходить по внутрішній стороні центру ніг до паху, через органи травлення вгору по ребрах до зовнішньої частини грудей і закінчується під пахвами. Меридіан селезінки і підшлункової залози бере участь в травленні і процесі ферментації. Підшлункова залоза керує загальним травленням і репродуктивними гормонами, пов'язаними з грудьми і яєчниками. Функція селезінки включає перетравлення їжі і засвоєння поживних речовин; допомагає в розподілі енергії; утримує кров в кровоносних судинах. Крім того цей меридіан пов'язаний з м'язами, ротом і губами і бере участь в мисленні, навчанні і пам'яті. Психічна втома негативно впливає на селезінку, а відсутність рухів спричинить проблеми з травленням, а також секрецію гормонів.

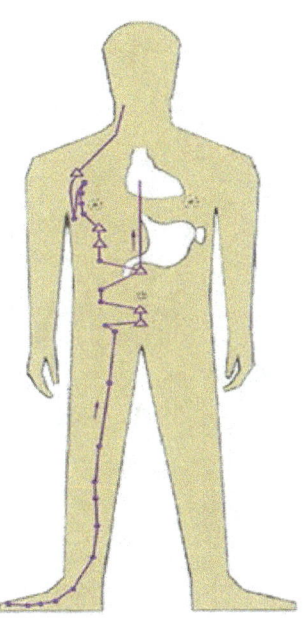

Симптоми дисбалансу селезінки:

1. Втома, втрата апетиту, виділення слизу, погане травлення, здуття живота, рідкий стілець або діарея.
2. Слабкі м'язи, бліді губи.
3. Синці, надмірна менструальна кровотеча та інші порушення згортання крові.
4. Емоції-занепокоєння, зациклення або надмірна концентрація на певній темі.

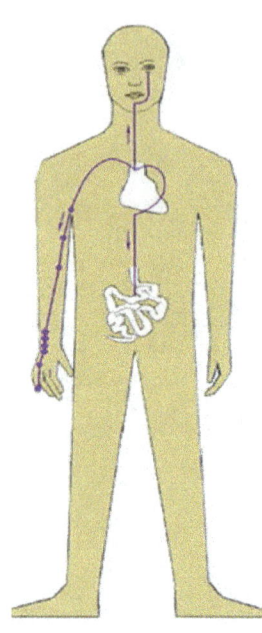

Меридіан серця починається від середини серцево-судинного пучка, проходить крізь легені і виходить в пахвовій області. Звідси прямує по внутрішньому краю двоголового м'яза, перетинає шкірну складку ліктя, потім по внутрішній поверхні передпліччя до кисті руки, її гороховидной кістки, проходить по ліктьовому краю кисті, потім по променевій стороні мізинця, в кінці якого зв'язується з меридіаном тонкої кишки.

Меридіан серця регулює роботу серця і кровоносних судин; є механізмом, який адаптує зовнішнє середовище до внутрішнього середовища організму, а також управляє емоціями.

Симптоми серцевого дисбалансу:

1. Безсоння, прискорене і нерегулярне серцебиття, надмірні сновидіння, погана довготривала пам'ять, психологічні розлади.
2. На емоційному рівні: відсутність ентузіазму та життєвої сили, психічна тривога, депресія, відчай.

Меридіан товстого кишечника починається на 2 мм назовні від нігтьового ложа вказівного пальця і закінчується у верхній частині носо-губної складки протилежного боку.

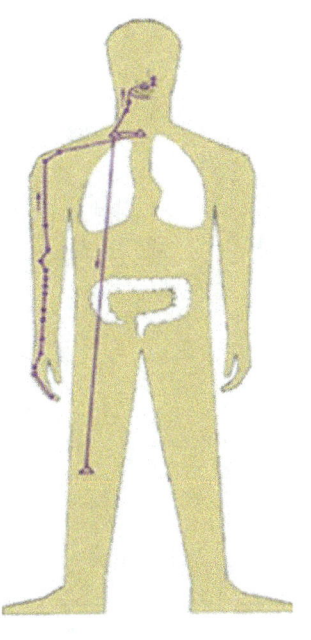

Відгалуження: від надключичної ямки йде всередину тіла, проникає крізь діафрагму, досягає товстого кишечника, де й закінчується.

Меридіан товстого кишечника відіграє важливу роль в організмі людини, витягуючи воду з твердих відходів та полегшуючи їх виведення. Крім цієї важливої функції, він також сприяє очищенню та детоксикації як фізичних, так і психічних відходів.

Через зв'язок з легкими, через розширення та скорочення діафрагми, дається поштовх перистальтиці, регулюючи тиск у черевній порожнині. Таким чином, млявий кишечник може бути стимульований, а запор вилікований глибоким діафрагмальним диханням та зміцненням енергії легень. І навпаки, застійні легені та забиті бронхіальні шляхи можуть бути очищені шляхом очищення кишківника.

Зв'язок товстого кишечника з легкими робить його рівною мірою сприйнятливим до впливу емоцій, таких як смуток, горе та занепокоєння. Енергетичний дисбаланс у товстому кишечнику може призвести до фізичної слабкості та спровокувати депресію, дратівливість, зневіру та апатію. Сильні емоції страху або паніки можуть спричинити рефлекторну реакцію енергетичного випорожнення в товстому кишечнику, що призводить до спонтанної дефекації..

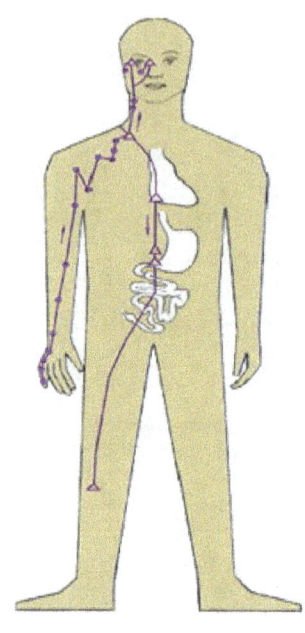

Меридіан тонкого кишечника починається від кінця мізинця, потім йде вперед до западини над ключицею, де внутрішня гілка проникає спочатку в серце, потім стравоходом в шлунок, перш ніж з'єднатися зі своїм власним органом, тонким кишечником.

Меридіан тонкого кишечника відповідає за засвоєння поживних речовин з їжі, засвоєння води та сприяє переміщенню та перетравленню їжі. Тонкий кишечник отримує частково перетравлену їжу зі шлунка і далі очищає її, відокремлюючи чисте від нечистого. Потім він засвоює очищені поживні речовини та переміщає нечисті відходи далі в товстий кишечник для виведення їх із організму.

Болі в ліктях, плечах і скутість шиї є поширеними недугами внаслідок закупорки тонкого меридіана кишечника. Такі емоції, як занепокоєння, гнів, нервовий шок та емоційне збудження можуть вплинути на кровообіг, що може призвести до застою крові. Цей застій, у свою чергу, може вплинути на весь організм.

Його енергетичний меридіан впливає на функцію гіпофіза, «головної залози», чиї секреції регулюють зростання, обмін речовин, імунітет, сексуальність та всю ендокринну систему.

A12 Меридіан потрійного обігрівача

Меридіан потрійного обігрівача називають меридіаном трьох частин тулуба або лінією трьох світильників. На думку давніх китайських лікарів, тулуб людини ділиться на три частини: верхня частина включає тулуб до діафрагми, середня – від діафрагми до пупка, нижня – нижче за пупок. Цей меридіан починається з кінця безіменного пальця руки. Крапки на меридіані при їх уколюванні впливають особливо на органи дихання, травлення та статеву функцію.

Меридіан потрійного обігрівача діє як додаткова функція тонкого кишківника, а також контролює функцію лімфатичної системи та внутрішні органи, які переміщують енергію по всьому тілу. Верхній обігрівач пов'язаний із грудьми, середній обігрівач – із сонячним сплетенням, а обігрівач над пупком і нижче пов'язаний із очеревиною, а також із кровообігом у кінцівках.

Верхній обігрівач проходить від основи язика до входу в шлунок і контролює надходження повітря, їжі та рідин. Він гармонізує функції серця та легень, керує диханням та регулює розподіл захисної енергії на зовнішні поверхні тіла. Середній обігрівач проходить від входу в шлунок до його виходу в пілоричному клапані та контролює травлення, гармонізуючи функції шлунка, селезінки та підшлункової залози. Він відповідає за вилучення живильної енергії з їжі та рідин та розподіл її через систему меридіанів у легені та інші частини тіла. Нижній нагрівач проходить від пілоричного клапана вниз до ануса та сечовивідних шляхів і відповідає за відділення чистих продуктів травлення від нечистих, поглинання поживних речовин та виведення твердих та рідких відходів. Він гармонізує функції печінки, нирок, сечового міхура, товстого та тонкого кишечника, а також регулює статеві та репродуктивні функції. Деякі медичні дослідники вважають, що меридіан потрійного обігрівача пов'язаний із гіпоталамусом, частиною мозку, яка регулює апетит, травлення, баланс рідини, температуру тіла, серцебиття, кров'яний тиск та інші основні автономні функції.

Секція 13.
Примітка Б: Глосарій

A

Алгоритм роботи програми

Алгоритм роботи програми-це впорядкований набір дій, послідовність команд, які необхідні для вирішення поставленого завдання.

Алергія

Алергія – це патологічна реакція імунної системи, при якій організм сприймає безпечні для більшості людей речовини як небезпечні. Це можуть бути продукти харчування, пилок рослин, шерсть, пил та інше.

Анабіоз

Анабіоз – стан живого організму, при якому життєві процеси (обмін речовин та ін) настільки сповільнені, що відсутні всі видимі прояви життя.

Антибіотики

Антибіотики – природні і синтетичні препарати, які використовуються в лікуванні бактеріальних інфекцій.

Астенія

Астенія – це психопатологічний стан, що характеризується слабкістю, підвищеною стомлюваністю, швидким виснаженням і поганою переносимістю фізичних, розумових і психологічних навантажень.

Атипові клітини

Атипові клітини відрізняються від нормальних клітин за структурою, розміром, формою і т.д. Вони схильні до швидкого атипового поділу (мітозу), що призводить до розростання тканин і утворення злоякісних пухлин.

Б

Бактеріальна інфекція

Бактерії – це одноклітинні мікроорганізми, які можуть розмножуватись самостійно. Вони можуть існувати як у тілі людини, так і поза нею. Бактеріальна інфекція виникає, коли бактерії проникають у якусь частину тіла та викликають у людини захворювання.

Білково-клітинний організм

"Білково-клітинний організм" відноситься до живого організму, в якому основні функціональні одиниці, або "клітини", в основному складаються з білків, тобто білки виконують більшу частину роботи всередині клітини, що робить їх необхідними для виживання та функціонування організму; по суті, білки є будівельними блоками клітини та здійснюють більшість клітинних процесів.

Біодобавки (БАД)

БАД – це біологічно активні добавки до їжі, які можуть бути додатковим джерелом для організму різних корисних речовин, таких як харчові волокна, амінокислоти, вітаміни, мікроелементи та інші.

Біологічна система

Біологічна система – це група органів, які працюють разом для виконання загальної функції. Властивість біологічної системи (клітини, органу тощо) виконувати певні функції, зберігаючи свої показники протягом певного часу. Біологічна система має внутрішню єдність структурної, функціональної, психічної та поведінкової організації.

Біо-хімічний баланс

Біо-хімічний баланс – це динамічна рівновага в живому організмі, це баланс між надходженням корисного і виведенням непотрібного і лежить в основі обміну речовин. Рівновага між синтезом енергії та її використанням невіддільний від життя клітин. Системи саморегуляції підтримують баланс у кожній клітині, кожному органі, кожній системі органів, кожній частині тіла. Порушення балансу проявляється погіршенням самопочуття, зниженням працездатності, скороченням тривалості життя. Це і є хвороба.

Біполярність

Термін "Біполярність" описує процеси існування та зміни Всесвіту та його складових як рівновагу двох протилежностей (полярностей). Постійне прагнення полярностей до рівноваги – мета їх протистояння та боротьби.

В

Вегетативна нервова система

Вегетативна нервова система регулює діяльність внутрішніх органів, залоз внутрішньої і зовнішньої секреції, кровоносних і лімфатичних судин, гладкої і поперечно-смугастої м'язової тканини. Відіграє провідну роль в пристосувальних реакціях і в підтримці сталості внутрішнього середовища організму.

Вірус

Вірус (від латів. virus – отрута) – найпростіша неклітинна форма життя. Являє собою генетичний елемент (або РНК, або ДНК) у білковій оболонці (капсид), що паразитує на бактеріях, клітинах рослин, тварин та людини.

Вірусна інфекція

Вірусна інфекція – гостре чи хронічне захворювання інфекційної природи, збудником якого є крихітний мікроорганізм – вірус. Вірусні – це, наприклад, коронавірус, грип, ГРВІ, кір, віспа, ВІЛ-інфекція, вірусні гепатити, кліщовий енцефаліт, жовта лихоманка. Віруси – це дрібні інфекційні агенти, які не можуть розмножуватися поза клітиною-господаря. Вони проникають у клітини організму та змушують їх виробляти нові вірусні частки. Віруси значно менші за бактерії і можуть вражати будь-які клітини організму.

Вітаміни

Вітаміни – біологічно активні речовини, необхідні для нормальної життєдіяльності організму. Вони сприяють правильному обміну речовин, підвищують працездатність, витривалість, стійкість до інфекцій. Багато вітамінів не синтезуються в організмі і надходять лише з їжею.

Г

Гангренозні зміни

Гангреною називають некроз (омертвіння) тканин, який може розвиватися в шкірі, підшкірній жировій клітковині, м'язах, кишечнику, жовчному міхурі, легені тощо.

Гармонізатор

Гармонізатор – прилад, який наводить одну річ у гармонійну згоду з іншою.

Гемодинаміка шкіри обличчя

Гемодинаміка-це рух крові по судинах. Стан шкіри обличчя безпосередньо залежить від припливу крові. Хороший приплив крові забезпечує більш високе вироблення колагену і еластину.

Генетичні порушення

Генетичні порушення можуть бути викликані хромосомними, генними та мітохондріальними мутаціями. Генетичні порушення призводять до порушень в ДНК людини і спадкових захворювань. Ці хвороби успадковуються від одного або обох батьків і можуть передаватися з покоління в покоління.

Генні мутації

Ген являє собою структурну і функціональну одиницю спадковості. У ньому міститься інформація про ознаки і властивості організму. Він керує біосинтезом білків у клітині. За рахунок цього забезпечується її життєдіяльність. Генні мутації викликають зміну гена, тобто порушення послідовності нуклеотидів в ДНК і це призводить до спадкових порушень і захворювань.

Гепатобіліарна система

Гепатобіліарна система (ГБС) – комплекс внутрішніх органів, який включає печінку, жовчний міхур, жовчовивідні шляхи внутрішньо- та позапечінкові, селезінку, підшлункову залозу.

Гіперфункція

Гіперфункція – посилена в порівнянні з нормою життєдіяльність органу чи системи організму. В одних випадках гіперфункція може бути пристосувальною реакцією на умови життя, в інших – порушення, що веде до захворювання організму.

Гіпоталамо-гіпофізарний комплекс

Гіпоталамо-гіпофізарна комплекс – об'єднання структур гіпофіза та гіпоталамуса, що виконує функції як нервової системи, так і ендокринної.

Гіпофункція

Гіпофункція – це недостатя інтенсивність діяльності (функції) будь-якого органу, тканини, системи, що може призвести до порушення життєдіяльності організму.

Гомеопатія

Гомеопатія – це один із напрямків фармакотерапії. Ідея гомеопатичної терапії полягає в тому, що для будь-якого захворювання можна знайти речовину, яка у великій дозі викликатиме схожі симптоми, а в малій — цю хворобу лікувати. Гомеопатія – розділ медицини, в рамках якого лікарі застосовують ліки рослинного, мінерального чи тваринного походження для стимулювання імунітету.

Гомеостаз

Гомеостаз – це прагнення організму зберігати стабільність внутрішнього середовища, незважаючи на зовнішні зміни та впливи.

Гравітаційна форма матерії

Гравітаційна форма матерії-особливий вид матерії, за допомогою якого здійснюється взаємне тяжіння тіл у Всесвіті. Це здійснюється за допомогою гравітаційного поля. Кожне тіло створює навколо себе силове поле — поле тяжіння, яке ми не відчуваємо, але завдяки якому ми ходимо по землі і не відлітаємо з неї.

Д

Дегенеративні хвороби

Дегенеративні хвороби – це захворювання, при яких виникають незворотні органічні та функціональні зміни у уражених тканинах чи органах. Прикладами дегенеративних хвороб є остеоартрит, остеопороз, хвороба Альцгеймера та інші. Іноді причиною є медичний стан, такий як алкоголізм, пухлина чи інсульт. Іншими причинами можуть бути токсини, хімікати та віруси.

Дериват

Дериват – це речовина, яка утворюється в процесі біохімічних реакцій з іншої речовини і, таким чином, є її похідною.

Дисбактеріоз

Дисбактеріоз – стан, при якому порушується мікрофлора кишечника, у зв'язку зі зміною складу бактерій, що його населяють. При цьому змінюється як кількісний, так і якісний склад мікрофлори: кількість корисних біфідо та лактобактерій скорочується, а кількість хвороботворних бактерій збільшується.

Дискінезія жовчовивідних шляхів

Дискінезія жовчовивідних шляхів – це захворювання, пов'язане з порушенням відтоку жовчі в 12-палу кишку по жовчовивідних шляхах. Через неправильне або недостатнє скорочення жовчного міхура, жовчних проток та їх сфінктерів виникає застій жовчі в жовчному міхурі і порушується процес перетравлення їжі.

Дисфункція органу чи системи

Дисфункція (лат. dis – порушення + functoi – відправлення) – порушення функції системи, органу або тканини організму, що виражається неадекватністю реакції на дію подразників.

ДНК

ДНК (скорочення від дезоксирибонуклеїнова кислота) – це одна з найважливіших для живих істот молекула, в якій міститься вся генетична інформація про них.

Дуалізм

Термін "Дуалізм" описує двоїсту основу миру та буття як складову двох незалежних засад: свідомості (дух – нематеріальний ресурс) та матерії (фізичне тіло – матеріальний ресурс), які являють собою дві взаємодоповнюючі та рівні за значенням субстанції. З цього випливає, що будь-яке явище має дві протилежні сторони, два полюси, наприклад, біле і чорне, добро і зло, світло і морок, та й немає.

Е

Езофагіт
Езофагіт – захворювання стравоходу, що супроводжується запаленням його слизової оболонки.

Електрична форма матерії
Електрична форма матерії – це особливий вид матерії, що існує навколо тіл або частинок, які мають електричний заряд. Електричне поле безпосередньо невидиме, але може спостерігатися завдяки його силовому впливу на заряджені тіла.

Енерго-інформаційні програми
Енерго-інформаційні програми. Поле Всесвіту – це поле енергії та інформації у постійному перетворенні себе. Весь навколишній світ пов'язаний між собою просторово-енергетичними зв'язками, головна суть яких інформаційна взаємозалежність, взаємообмін на рівні корпускулярних мікрочастинок.

Ентероколіт
Ентероколіт – це гостре та хронічне захворювання травного тракту, що характеризуються запаленням слизової оболонки тонкого та товстого кишечника.

Епігастральна область
Епігастральна область розташовується по центру корпусу між реберними дугами, нижче грудини. Болі в цій області пов'язані в основному із захворюваннями шлунка (гастрит, дуоденіт, виразка шлунка). Подібні болі виникають після прийому кислої або гострої їжі.

З

Заклинання
Заклинання — це магічні формули, призначені для виклику магічного впливу на людину чи предмет. Заклинання — це «невеликі» фольклорні тексти, які служать містичним засобом досягнення бажаного в лікувальних, охоронних та інших ритуалах.

I

Імунна система
Імунна система – система біологічних структур і процесів організму, що забезпечує його захист від інфекцій, токсинів та злоякісних клітин.

Імунодефіцит
Імунодефіцит-це захворювання, при якому знижується функція клітин імунної системи, і організм перестає чинити опір різним інфекціям. Гуморальний імунодефіцит викликає дефіцит антитіл, що призводить до бактеріальних інфекцій. Клітинний імунодефіцит призводить до різних вірусних і грибкових інфекцій. У разі гуморального імунітету захисні функції виконують молекули, що містяться в плазмі крові. У разі клітинного імунітету захисна функція пов'язана з клітинами імунної системи.

Індивідуальна свідомість
Індивідуальна свідомість – це сприйняття світу, властиве окремій людині, пов'язане з її життєвим досвідом, вихованням та особистісними особливостями.

Індукція
Слово індукція походить від латинського inductio, що означає наведення. Індукувати-значить навести, наводити, викликати,або те ж саме, що введений, або зробив вплив. У

квантовій системі створення польової форми матерії вимушене, індуковане випромінювання — це є генерація нового фотона.

Інерційність матерії
Інерційність матерії – властивість матерії протидіяти зміні свого руху.

Інтоксикація
Інтоксикація – це комплекс симптомів, що з'являються при попаданні в тканини отруйних речовин, а також продукуються в тканинах. Інтоксикація буває двох видів: екзогенна та ендогенна. При інтоксикації першого виду токсини проникають в організм із зовнішнього середовища, а при другому варіанті – утворюються у самому організмі. Симптоми інтоксикації дуже великі і мають різний вираз.

Інформаційні закони розвитку матерії
Інформаційні закони розвитку матерії – це особлива форма руху матерії, яка лише віддалено підпорядковується законам хімії, фізики та механіки. Нову науку про інформаційний розвиток матерії можна назвати ІНФОРМІКА.

Інформація, нематеріальна інформація
Буття складається з матерії та енергії. Однак у Всесвіті є третя фундаментальна складова – інформація. Інформація нематеріальна, тобто вона не є матерію. Однак вона відіграє важливу роль у світобудові та у процесі розвитку Всесвіту. Поняття інформації можна розглядати з двох позицій: у широкому значенні слова – це навколишній світ, обмін сигналами між живою та неживою природою, людьми та пристроями; у вузькому значенні– це будь-які відомості, які можна зберегти, перетворити та передати. Саме поняття «інформація» передбачає наявність двох об'єктів – «джерела» та «приймача». Інформація передається в матеріально-енергетичній формі у вигляді сигналів (наприклад, елек-

тричних, світлових, звукових тощо), що поширюються у певному середовищі.

Іонний стан

Іонний стан – одна з форм існування хімічного елемента. Іони — це заряджені частинки, що утворюються з атомів чи груп атомів після віддачі чи приєднання електронів.

Ішемічна хвороба серця

Ішемічна хвороба серця – це захворювання, викликане недостатнім забезпеченням серця (міокарда) киснем та поживними речовинами, яке виникає через порушення кровопостачання міокарда через ураження коронарних артерій.

К

Капсулювання

Капсулювання (від лат. capsula-коробочка), процес укладання невеликих кількостей речовини в оболонку з плівкоутворюючого матеріалу. Капсулювання – це розміщення в оболонці, ізоляція, закриття чогось стороннього з метою виключення впливу на навколишнє.

Кардіо-респіраторний синдром

Кардіо-респіраторний синдром – порушення дихання під час нічного сну. Процес супроводжується аномально низьким вмістом у крові кисню, вуглекислого газу та гострою дихальною недостатністю.

Класифікація лікарських засобів

Класифікують лікарські засоби за різними ознаками, наприклад, за хімічною будовою (групи препаратів, подібні за своєю будовою), за походженням (природні та синтетичні мінеральні), за нозологічним принципом (для лікування строго певної хвороби), за лікарською формою та способом застосування тощо. Однак найбільш широкою класифікацією є класифікація по фармакологічній групі, тобто по терапевтичній дії лікарського засобу.

Клітина

Клітина (cellula) – мікроскопічне утворення, елементарна жива система, основна структурна одиниця організму, здатна до самовідтворення, саморегуляції та самовідновлення. Клітина – елементарна одиниця будови, функціонування, розмноження та розвитку всіх живих організмів.

Комп'ютерна електропунктурна діагностика

Комп'ютерна електропунктурна діагностика – метод, що поєднує основи традиційної китайської акупунктури та можливості сучасних інформаційних технологій. Діагностика проводиться спеціальним датчиком, з'єднаним із комп'ютером. Датчик вимірює імпульси від акупунктурної точки (точніше – електрошкірний опір у зоні точки). Вимірювання акупунктурних точок на кистях та стопах дозволяють оцінити функціональний стан організму в цілому, а також детально обстежити всі органи та системи.

Корпускулярний

Термін корпускулярний відноситься до корпускули, найменшої або елементарної частинки речовини, такої як електрон, протон або атом.

Кристалічна решітка

Кристалічна решітка – властиве знаходиться в кристалічному стані речовини правильне просторове розташування атомів (іонів, молекул), що характеризується періодичною повторюваністю в трьох вимірах.

Л

Лікарський засіб

Лікарський засіб, препарати, медикаменти – це речовина або комплекс речовин синтетичного чи природного походження у певній лікарській формі, що застосовується для профілактики, лікування захворювань, для діагностики та догляду. Вивчає лікарські засоби фармакологія та фармація, а лікарські засоби рослинного походження – фармакогнозія.

Ліки

Ліки – це препарат, що використовується для діагностики, лікування або профілактики захворювань. Лікарська терапія – важлива частина медичної сфери, що спирається на науку фармакології для постійного розвитку та управління.

М

Магнітна форма матерії

Магнітна форма матерії – особливий вид матерії, за допомогою якого здійснюється взаємодія між рухомими зарядженими частинками, що володіють магнітним моментом.. При цьому магнітне поле, що виникає, є необхідним наслідком існування електричного поля. Разом магнітне та електричне поля утворюють електромагнітне поле, проявами якого є світлові та інші електромагнітні хвилі.

Макро – і мікроелементи

Мінеральні речовини поділяються на дві групи: макро – і мікроелементи. Їх відмінність полягає в тому, що потреба людини в макроелементах становить від декількох грамів до кілька міліграмів в день, а в мікроелементах – в десятки разів менше. До макроелементів відносяться кальцій, фосфор, магній, калій, натрій, хлор і сірка, до мікроелементів – залізо, мідь, цинк, йод, фтор, марганець та ін.

Мануальний масаж

Мануальний масаж – це один із методів лікування патологій опорно-рухового апарату, зокрема хребта, та внутрішніх органів за допомогою рук спеціаліста. При мануальному масажі використовуються розтягування, вправлення, вдавлювання.

Матерія

Матерія-це все те, що існує у Всесвіті незалежно від нас, що ми бачимо (небесні тіла, тварини, рослини та ін.), і що ми не бачимо (світло, радіохвилі, магнітне випромінювання та ін.). Матерія існує у формі речовини і поля (вода – речовина, радіохвилі – поле). Речовина – має корпускулярну природу, а поле – хвильову, тобто речовина складається з частинок (або тіл) і тому перервно (у ньому є проміжки або порожнечі), а поле не з яких частинок не складається і тому безперервно.

Меридіани

Меридіани — канали, якими тече енергія в тілі людини. При блокуванні каналу з якоїсь причини утворюється застій, не рухається потік, виникають різні порушення в роботі органів.

Метастази

Метастази – злоякісні клітини, що відокремилися від первинного новоутворення і перенесені зі стр Метастази – злоякісні клітини, що відокремилися від первинного новоутворення і перенесені зі струмом крові або лімфи в інші ділянки тіла. Найчастіше метастази в органах та тканинах виявляються на пізніх стадіях онкопатології. умом крові або лімфи в інші ділянки тіла. Найчастіше метастази в органах та тканинах виявляються на пізніх стадіях онкопатології.

Методологія

Методологія – це належне вивчення або аналіз усіх методів, що використовуються в дослідженні. Методи – це просто інструменти, що використовуються для вибору методів дослідження і відносяться до конкретних прийомів і процедур, що використовуються для збору та аналізу даних, а методологія охоплює загальний дизайн дослідження, включаючи теоретичну основу, дослідницькі питання і дослідницький підхід.

Мітохондріальні порушення

Мітохондрії – клітинні органели, розташовані в цитоплазмі. Мітохондрії постачають весь організм людини енергією і беруть участь у всіх видах обміну речовин. Мітохондріальні порушення порушують функцію мітохондрій. Дисфункція мітохондрій може зачіпати практично всі органи і тканини. Основні клінічні прояви порушень в роботі мітохондрій: неврологічні, сенсорні, м'язові та інші.

Мозок

Мозок-це орган, який є частиною центральної нервової системи (ЦНС). Він розташований в передній і верхній частині черепної порожнини, а також присутній у всіх хребцях, складається з мільярдів нервових клітин, які контролюють більшу частину діяльності організму, обробляючи, інтегруючи і координуючи інформацію, одержувану від нервової системи.

Мутації

Мутації – зміни в спадковому апараті клітини, що виникли під дією будь-яких зовнішніх або внутрішніх факторів. Іноді ці зміни можуть бути нешкідливими або навіть корисними для організму, але багато мутацій призводять до аномального функціонування одного або декількох генів, викликаючи захворювання.

Н

Негативна інформація

Негативна інформація чи негативна ситуація — стан системи «людина — місце існування», що характеризується відхиленням від умов безпечної взаємодії.

Нейрофізіологічні розробки

Нейрофізіологія-наука, що вивчає особливості організації, функціонування і взаємодії центральної нервової системи і головного мозку. Область охоплює всі рівні функціонування нервової системи, від молекул і клітин до систем і цілих організмів. Сфери дослідження включають: електрохімічні властивості нейронів.

Нейроциркуляторна дистонія

Нейроциркуляторна дистонія – це функціональне порушення, при якому відбувається порушення взаємодії нервової та серцево-судинної систем. Цей стан не пов'язаний із органічними ураженнями серця чи судин, але може суттєво знижувати якість життя людини.

Нейтралізація програм

Нейтралізація програм-це ослаблення, знищення сили, впливу кого -, чого-небудь.

О

«0» простір

«0» простір – СВІТ нематеріальної інформації.

Орган

Орган – відокремлена сукупність різних типів клітин та тканин, що виконує певну функцію в живому організмі. У людському тілі близько 78 органів, і кожен виконує одну або кілька життєво важливих функцій, наприклад головний і спинний мозок — «командири» нашого організму. Вони віддають команди всім частинам тіла.

Органелли

Органелли – постійні специфічні структури цитоплазми, виконують певні функції, необхідні підтримки життєдіяльності клітини.

Органи почуттів

Органи почуттів – комплекс органів зору, нюху, смаку, слуху та рівноваги. Чутлива частина аналізаторів представлена такими органами як очі, особливі ділянки носової порожнини та ротової порожнини, вуха.

Організм

Організм – це певний біологічний комплекс або система, що реагує на різні зміни зовнішнього середовища. Організм складається з окремих елементів — клітин, тканин, органів, систем органів, — але функціонує як єдине ціле. Організм є сукупністю органів, які часто об'єднуються в різні системи, які утворюють органи.

Органічна матерія

Органічна матерія, також відома як органічний матеріал або природна органічна речовина, є істотним джерелом сполук на основі вуглецю в природних та штучних наземних та водних середовищах. Крім того, всі тканини та клітини людини складаються з органічних сполук.

Органічні молекули

Органічні молекули – це хімічні сполуки, які містять атоми вуглецю, пов'язані з іншими атомами, такими як водень, кисень, азот, фосфор та інші елементи. Вуглець є основним будівельним блоком органічних молекул.

Основні властивості матерії

Основні властивості матерії: а) системність і структурність; б) самоорганізація; в) рух; г) простір і час; д) відображення. Системність-це спосіб існування матерії, що відображає її структурне різноманіття. Самоорганізація-це здатність створювати під зовнішнім енергетичним впливом внутрішню впорядковану структуру. Рух-це спосіб існування і взаємодії матеріальних об'єктів. Простір і час – це форма буття матерії, яка виражає зв'язки між співіснуючими об'єктами, характеризує їх протяжність, взаємне розташування, порядок їх послідовності і тривалість. Відображення – властивість матерії, що полягає у відтворенні, фіксуванні того, що належить предмету, що відображається.

П

Патогенна мікрофлора

Патогенність – здатність бути причиною (породжувати) патології (хвороби, відхилення від норми). Патогенна мікрофлора – це мікроби, які за певних умов впливу чинників довкілля можуть викликати захворювання.

Подібність

Термін "Подібність" має на увазі схожість об'єктів або образів, їх однаковість за якимись критеріями. Закон Подібності відображає існуючий зв'язок між цими елементами, наприклад, між клітинами в організмі. Закон Подібності описує існуючу систему як взаємозв'язок елементів у всьому світобудові — в енергії, інформації, матерії.

Програма життєдіяльності

Життєдіяльність-складний біологічний процес, що відбувається в організмі людини, що дозволяє зберегти здоров'я і працездатність. Цим біологічним процесом керує спеціальна Енерго-інформаційна програма, за якою відбувається взаємодія органів, систем і всього організму в цілому на клітинному рівні.

Програма індивідуальної свідомості

Людина є частиною біосоціальної системи, яка поєднує собою минуле-сьогодення-майбутнє. Індивідуальне свідомість – це сукупність ідей, поглядів, почуттів, властивих конкретній людині. Людський мозок можна уподібнити до комп'ютера, в якому закладено набір певних програм, що керують індивідуальною свідомістю.

Програмований інкубатор

Програмований інкубатор – апарат зі штучним мікрокліматом. Принцип роботи інкубатора ґрунтується на тому, що для зростання та розвитку організмів необхідний певний набір параметрів з оптимальними (у штучних умовах) показниками температури, вологості, кисню та рівня CO_2.

Р

РНК

РНК (рибонуклеїнова кислота) – одна з трьох основних макромолекул (дві інші – ДНК і білки). Відіграє важливу роль у кодуванні, прочитанні, регуляції та експресії генів. РНК виконує безліч функцій у клітині, включаючи транспорт генетичної інформації з ДНК.

Розум

Розум – це найвищий ступінь розумового процесу, тобто здатність людини думати і міркувати творчо, раціонально, абстрактно.

С

Самовідновлення

Людський організм – є самовідновна система. Центри, відповідальні за ці функції, знаходяться в підкіркових утвореннях людського мозку. Процес самовідновлення (самолікування) організму, реалізується через найскладніші механізми, як на рівні всього організму, так і на рівні кожного органу та кожної клітини. Регуляція здійснюється через різні фізико-хімічні, енергоінформаційні та біоенергетичні процеси.

Самозцілення

Самозцілення, загалом, має на увазі процес відновлення організму. Людське тіло має величезну здатність до самовідновлення та регенерації. Для самозцілення важлива інтеграція лікувальних процесів з певними життєвими установками.

Самоіндукція

Слово самоіндукція означає- викликаний самим собою. Самоіндуціруемая Польова форма матерії створюється матерією простору на підставі інформації, що випускається корпускулярною формою матерії.

Самосинхронізація

Самосинхронізація – процес гармонійної взаємодії двох або більше об'єктів.

Седативні засоби

Седативні засоби – це лікарські препарати, які знижують емоційне напруження і мають заспокійливу дію на центральну нервову систему. Вони не мають яскраво вираженого снодійного ефекту, але при цьому полегшують настання засипання і покращують якість сну. До седативних засобів відносяться препарати брому, а також препарати, виготовлені з лікарських рослин (валеріани, пустирника та ін.).

Сенсибілізація

Сенсибілізація – це підвищення чутливості організму або окремих органів (наприклад, органів чуття) до впливу будь-яких подразників (переважно хімічних). Сенсибілізація є основою низки захворювань, зокрема, алергічних.

Серцево-судинні захворювання

Серцево-судинні захворювання є групою хвороб серця і кровоносних судин, до якої входять ішемічна хвороба серця, захворювання судин головного мозку, ревматична хвороба серця та інші патології.

Симбіоз

Симбіоз – різні форми спільного існування. Симбіотичні відносини є важливим складником життя.

Симптоми

Симптом – це суб'єктивне відчуття людини, що виникає при різних захворюваннях чи патологічних станах. Симптоми поділяються на специфічні – властиві лише одному захворюванню, і неспецифічні – що супроводжують цілу низку хвороб.

Синтез

Синтез – це з'єднання двох реагентів або сполук для отримання складного продукту, який також називають сполукою. Слово синтезувати означає робити (щось) шляхом комбінування різних речей, наприклад, синтезувати лікування шляхом застосування традиційної та сучасної філософії медицини.

Система органів

Система органів – сукупність органів з однаковою або подібною функцією, будовою, які спільно беруть участь у виконанні однієї загальної функції і утворюють єдине, планомірно побудоване ціле. В організмі людини виділяють кісткову, м'язову, нервову, серцево-судинну, дихальну, травну, видільну, репродуктивну, ендокринну, імунну та покривну системи.

Скринінгова діагностика

Скринінгова діагностика проводиться для виявлення потенційних порушень здоров'я або захворювань у людей, які не мають жодних симптомів захворювання. Метою є раннє виявлення та зміна способу життя чи спостереження, щоб знизити ризик захворювання або виявити його досить рано для найефективнішого лікування.

Спазм

Спазми, м'язові спазми – це раптове скорочення гладкої чи поперечно-смугастої мускулатури. Спазм судин – це звуження стінок судин, що перешкоджає нормальному кровотоку.

Стрес

Стрес – стан організму, що характеризується емоційною та фізичною напругою, викликаною впливом різних несприятливих факторів. Стрес є природною реакцією людини, яка фокусує її увагу на проблемах або загрозах, що виникають у повсякденному житті.

Структури білків

Згортання білків у вторинні, третинні та четвертинні структури впливають на функції білків. Функції білків залежать від їхньої форми, яка формується відповідно до її чотирьох рівнів її структури: первинної, вторинної, третинної та четвертинної.

Судинне русло

Судинне русло починається великими артеріями, що виносять кров із серця. Артерії по своєму ходу розгалужуються, даючи початки середнім і дрібним артеріям. Увійшовши в кровопостачальний орган, артерії розгалужуються до артеріол (дрібні судини артеріального типу). Від артеріол, своєю чергою, відходять метартеріоли (термінальні артеріоли), від яких беруть початок капіляри, що утворюють мережу.

Т

Тканина

Тканина – це група клітин та міжклітинної речовини, які мають подібну структуру та виконують певні функції в організмі. Кожна тканина формується із певних ділянок зародка. Міжклітинна речовина виробляється клітинами тканин та оточує їх.

Триєдність

Закон Триєдності має на увазі єдність речовини, енергії та інформації. Триєдність – це форма організації природи (матерії). Триєдність – принцип цілісності всього сущого, що забезпечує еволюційний, гармонійний розвиток, що враховує стан як внутрішнього, так і зовнішнього середовища.

Трофіка шкіри обличчя

Трофіка – це вплив симпатичної нервової системи на шкіру шляхом зміни рівня обміну речовин. Трофічні зміни виражаються у вигляді зміни кольору шкіри, виникнення дефектів шкіри тощо.

Ф

Фагоцитоз

Фагоцитоз – процес, при якому призначені для цього клітини крові і тканин організму захоплюють і перетравлюють патогени та клітинне сміття. Бактерії, мертві клітини тканин та дрібні мінеральні частинки – все це приклади об'єктів, які можуть бути фагоцитовані.

Ферменти

Ферменти – це специфічні молекули, які реагують з різними речовинами, сприяючи прискоренню хімічних реакцій у живих організмах. При цьому самі ферменти не витрачаються, а тільки беруть участь в процесі. Прості ферменти складаються з амінокислот, складні ферменти складаються з білка.

Фобії

Фобія, тобто страх – симптом, суттю якого є ірраціональний неконтрольований страх або стійке переживання зайвої тривоги, що не піддається контролю і розумному поясненню. Фобії нерідко виникають разом із панічними атаками.

X

Холецистопанкреатит

Холецистопанкреатит – випадок поєднаного запального ураження жовчного міхура та підшлункової залози.

Хронічна втома

Синдром хронічної втоми — стан постійної втоми, зниження розумової та фізичної працездатності, яке не припиняється після відпочинку та триває понад півроку. На тлі хронічної втоми знижується імунітет і організм схильний до атак різних вірусів, бактерій.

Хронічне захворювання

Хронічне захворювання – те, яке протікає тривалий час, а його симптоми можуть посилюватися або слабшати з плином часу. Хронічне захворювання піддається контролю, але не повного зцілення.

Хімічні препарати

Хімічні препарати – речовина або суміш речовин синтетичного або природного походження у вигляді лікарської форми (таблетки, капсули, розчини, мазі тощо), що застосовується для профілактики, діагностики та лікування захворювань.

Хрещення

Хрещення – християнське таїнство посвячення, майже завжди здійснюється водою. Воно може відбуватися шляхом окроплення або узливання води на голову або шляхом повного або часткового занурення в воду. Традиційно воно відбувається тричі, по одному разу Для кожної особи Трійці.

Хромосомні мутації

Хромосомні мутації – тип мутацій, які змінюють структуру хромосом. Види хромосомних мутацій: делеції (втрата ділянки хромосоми), інверсії (зміна порядку генів ділянки хромосоми на зворотний), дуплікації (повторення ділянки хромосоми), транслокації (перенесення ділянки хромосоми на іншу), а також дицентричні і кільцеві хромосоми.

Ц

Цілісність організму

Системи органів пов'язані анатомічно і функціонально і разом утворюють цілісний організм людини. В організмі органи і системи органів займають певне положення і виконують властиві їм функції (дихальна система забезпечує дихання, травна-травлення і т. п).

Я

Ядро

Ядро-найважливіша складова частина клітини, яке відповідає за всі процеси, що відбуваються в клітині. Ядро містить спадкову інформацію про те, якою буде нова клітина, яка утворюється в результаті процесу поділу.

Зміст

www.ingramcontent.com/pod-product-compliance
Lightning Source LLC
Chambersburg PA
CBHW051536170526
45165CB00002B/757